全民健康科普丛书

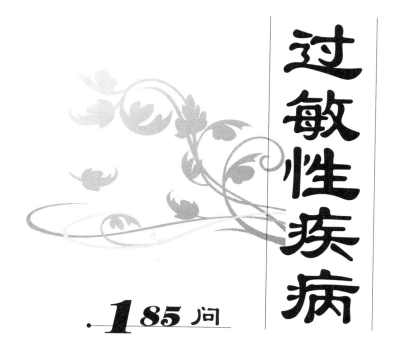

过敏性疾病

185问

全民健康科普丛书编写组　编著

中国协和医科大学出版社

北　京

**图书在版编目（CIP）数据**

过敏性疾病 185 问／全民健康科普丛书编写组编著. —北京：中国协和医科大学出版社，2023.12（2025.1 重印）.

（全民健康科普丛书）

ISBN 978-7-5679-2302-7-01

Ⅰ. ①过… Ⅱ. ①全… Ⅲ. ①变态反应病–防治–问题解答 Ⅳ. ①R593.1-44

中国国家版本馆 CIP 数据核字（2023）第 201609 号

| | |
|---|---|
| 编　　著 | 全民健康科普丛书编写组 |
| 策划编辑 | 栾　韬 |
| 责任编辑 | 陈　佩 |
| 封面设计 | 邱晓俐 |
| 责任校对 | 张　麓 |
| 责任印制 | 黄艳霞 |
| 出版发行 | **中国协和医科大学出版社** |
| | （北京市东城区东单三条 9 号　邮编 100730　电话 010-65260431） |
| 网　　址 | www. pumcp. com |
| 印　　刷 | 三河市龙大印装有限公司 |
| 开　　本 | 710mm×1000mm　1/16 |
| 印　　张 | 11.5 |
| 字　　数 | 150 千字 |
| 版　　次 | 2023 年 12 月第 1 版 |
| 印　　次 | 2025 年 1 月第 2 次印刷 |
| 定　　价 | 50.00 元 |

# 序

"全民健康科普丛书"的出版，可喜可贺！

有两点值得称道：

其一，党和国家重视科学普及，把科学普及与科技创新同等对待。特别是医学科普，更是关系到"健康中国""人人健康"的大事。一定要把防病知识推广到群众中去，特别是农村中去。

我们通常说，让群众掌握科学，让群众掌握生命健康的主动权，也就在于此。医学科普重点是在防病知识的普及，我们所谓"保健靠自己，看病找大夫"。把"以医找我有病，变成我找医生看病"。这是一个重要的观念转化问题，也是医学普及的焦点和制高点。

其二，本书的出版，又再一次强调，一个医生除了临床诊治和研究以外，要重视科普工作，把它作为医生职责的组成部分。这是从我们这一辈医学家的心灵开始得享、道身体力行的。林巧稚大夫在考教导我们："守病人出现了问题，医生如职责之住了一大事！"这一至理名言说（体现）预防为主，又凸出科普的重要和必要。

我们向林巧稚大夫学习，除了对知识和技术的渴望、对真理的追求和理得、对人的善良、同情和关爱以外，还有改善人与社会健康的智慧。人与社会的健康是要靠科学普及来完成的。

一句似乎平常、但是很深刻的话，就是："如果你没有做个好医生，就还不是一个好医生。"医生与病人结合起来，科学与普及结合起来。这就是我们的方向，这就是发育大系、发展医育的方向。

是为序。

郎景和

二〇一三年十二月

# 序

　　"全民健康科普丛书"的出版，可喜可贺！

　　有两点值得称道：

　　其一，党和国家重视科学普及，把科学普及与科技创新同等对待。特别是医学科普，更是关系到"健康中国""人人健康"的大事。一定要把防病知识推广到群众中去，特别是农村中去。

　　我们通常说，让群众掌握科学，让群众掌握生命健康的主动权，也就在于此。医学科普重点在于防病知识的普及，我们强调"保健靠自己，看病找大夫"。把"医生找我看病，变成我找医生查体"。这是一个重要的观念转化问题，也是医学普及的焦点和制高点。

　　其二，本书的出版，又再一次强调，一个医生除了临床诊治和研究以外，要重视科普工作，把它作为医生职责的组成部分。这是从我们老一辈的医学家们就开始倡导，并身体力行的。林巧稚大夫经常教导我们："等病人出现了问题，再找大夫，医生的职责已经丢掉了一大半！"这一至理名言既体现了预防为主，又突出了科普的重要和必要。

　　我们向林巧稚大夫等前辈学习，除了对知识和技术的渴望，对真理的追求和理解，对人的善良、同情和关爱以外，还有改善人与社会健康的智慧。人与社会的健康是要靠科学普及来完成的。

　　一句似乎矛盾，但是很深刻的话，就是："如果你仅仅是个好医生，就还不是一个好医生。"医生与病人结合起来，科学与普及结合起来。这就是我们的方向，这就是关爱大众、发展医学的方向。

　　是为序。


　　　　　　　　　　　　　　　郎景和

　　　　　　　　　　　　　　二〇二三年十二月

# 前　　言

　　2016 年 10 月，中共中央、国务院印发《"健康中国 2030"规划纲要》，提出"普及健康生活、优化健康服务、完善健康保障、建设健康环境、发展健康产业"五个方面的战略任务。党的十九大报告也进一步将"实施健康中国战略"纳入国家发展的基本方略，把人民健康提升到"民族昌盛和国家富强的重要标志"地位。这一系列决策，标志着健康中国建设进入了全面实施阶段。而医学科普，则是强化国民健康理念、提高全民健康素养、实现"健康中国"这一伟大战略目标的关键途径之一。

　　在当前信息时代背景下，公众获取信息的途径多样，且各类平台的"健康科普"信息良莠不齐，其专业性和科学性往往不能得到保障。因此，权威的医学科普不能缺位，对于大众健康知识的传播、健康素养的提升刻不容缓。在这样的大背景下，我们组织各临床专业的专家编写了这套"全民健康科普丛书"，旨在提供给大众专业、权威的科普知识，让大众可以放心地去读、安心地去学。

　　本套书紧密围绕人们日常生活最常见的一些疾病，由相关科室的医生精选了临床上病人常会问到的问题，涉及生理基础、发病原因、临床症状、检查手段、治疗方法、用药禁忌、日常注意事项等方方面面，作者用通俗易懂的语言，由浅入深地回答病人的疑问。通过阅读本系列丛书，可使大众对相关疾病有一个科学的、整体的认知，使未患病者能够防患于未然，引导已患病者能够科学治疗、早日康复。

病人疑问的搜集和整理不是一日之功、一人之劳，需要集思广益，感谢所有编者以及相关科室同仁对本套书编撰的大力支持。本书难免有疏漏之处，诚恳希望读者批评、指正。

全民健康科普丛书编写组
2023 年 9 月

# 目　录

 一　过敏相关基础知识

## 二　花 粉 过 敏

## 三　过敏性鼻炎

## 四　哮　　喘

### 五　过敏性肺炎

### 六　其他呼吸道过敏性疾病

### 七　皮　肤　过　敏

过敏性疾病

185问

## 八　食 物 过 敏

## 九　药　物　过　敏

## 十　真　菌　过　敏

## 十　一　昆　虫　过　敏

## 十　二　自　身　免　疫　病

**十 三 儿 童 过 敏**

# 一

# 过敏相关基础知识

## 1. 什么是过敏?

大千世界无奇不有,有些人的身体会对一种或几种物质产生异常反应,而事实上这些物质对大多数人来说无害。这种异常的反应,主要是人体免疫系统对特定的"异物"产生的一种免疫反应,医学上叫作"过敏反应"。过敏反应又称变态反应,是奥地利医学家皮尔奎于1906 年首先提出来的,它的本意是"改变了的反应性"。皮尔奎观察到,应用破伤风抗毒血清治疗破伤风时,多数患者获得了良好的治疗效果,但是有少数患者在再次接受同一种血清后,却发生了严重的全身反应,甚至死亡。由于当时对这种现象的本质认识不清,他推测是由于患者的反应性发生了改变,于是提出了过敏反应这一名词。

那么过敏究竟是怎么发生的?当过敏体质的人群接触到过敏原才会发生过敏。也就是说,过敏是当人们遇到某些物质(如细菌、花粉、食物或药物)、境遇(如精神、情绪激动或暴露阳光)或物理状况(如受冷)所产生的超常的或病理的反应(图1-1)。

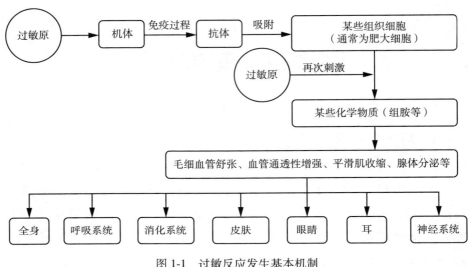

图 1-1　过敏反应发生基本机制

## 2. 什么是过敏原？常见的过敏原有哪些？

当某些物质进入人体后能够导致部分人的免疫系统发生异常反应，我们把这些物质称为过敏原（又称变应原），它们是造成过敏的罪魁祸首。接触过敏原一定时间后，机体致敏。致敏期时间不固定，可长可短，这段时间内没有临床症状；当再次接触过敏原后，方可发生过敏反应。往往第一次接触到致敏物质不会过敏，反复地接触后，可出现过敏症状，症状一般会逐渐加重。

常见的引起过敏性疾病的过敏原分为吸入性、食入性、接触性、注入性，详见表 1-1。

表 1-1　常见的过敏原

| 过敏原类别 | 常见过敏原 |
| --- | --- |
| 吸入性过敏原 | （1）尘螨：是引起呼吸道过敏性疾病常见的过敏原。屋尘螨主要孳生于卧室内的枕头、被褥、软垫家具中；粉尘螨还可在面粉厂、棉纺厂及食品仓库、中药仓库等处所<br>（2）花粉：①树花粉，多为春季花粉，如桑树、柏树、悬铃木、桦树、榆树、栎树、柳树、杨树等。②草花粉，主要为秋季花粉，包括豚草、葎草、蒿草等<br>（3）动物：猫、狗、牛、马、羊等毛发、皮屑、羽毛、唾液、尿液等<br>（4）昆虫：如蟑螂排泄物及尸体碎片<br>（5）霉菌：交链孢霉、分枝孢霉、烟曲霉、点青霉等 |
| 食入性过敏原 | 鸡蛋、牛奶；鱼、虾、蟹、贝等水产品；牛肉、羊肉等肉类；蚕豆等豆类；花生、核桃、开心果等坚果；芒果、菠萝、猕猴桃等瓜果；芹菜、菠菜、花椰菜等蔬菜；小麦等谷物及其他多种食物 |
| 接触性过敏原 | 化工材料、柴油颗粒、硫酸镍、芳香混合物等 |
| 注入性过敏原 | 昆虫（黄蜂、蜜蜂、胡蜂、蚂蚁等）叮咬将毒素注入体内成为过敏原；注射青霉素等抗生素、非甾体抗炎药等 |

## 3. 什么是螨虫？

　　螨虫是一种肉眼不易看见的微型害虫，种类繁多，一般分为尘螨、粉螨、甜食螨、革螨等。其中，尘螨是人类最常见的吸入性过敏原之一。尘螨就是存在于灰尘中的螨虫，分布广，影响大。尘螨个儿小，肉眼看不见（长约0.33mm），有8条腿，喜欢温暖、潮湿的环境（图1-2）。调查表明，成人约有97%感染螨虫，其中以尘螨为主。尘螨的尸体、分泌物和排泄物都是可致病的过敏原，它们在地毯、沙发、毛绒玩具、被褥、坐垫、床垫和枕芯等处滋生，以人的汗液、分泌物、脱落的皮屑为生，繁殖速度极快。部分螨虫寄生在人面部的皮脂腺中，以角质组织和淋巴液为食，并以螯肢和前附爪挖掘，逐渐形成一条与皮肤平行的蜿蜒隧道。由于螨虫挖掘隧道时的机械性刺激及生活中产生的排泄物、分泌物的作用，易引起宿主发生过敏反应，出现皮肤瘙痒。由于剧痒、搔抓，可引起继发性感染，发生脓疮、毛囊炎或疖肿等皮肤疾病。

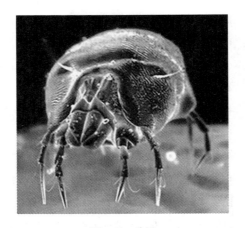

图 1-2　尘螨

## 4. 如何防尘螨？

尘螨滋生的主要条件是合适的温度、适宜的湿度、食物和氧气。日常生活中防控尘螨主要从以下几个方面着手。

（1）暴晒或冷冻：当环境温度上升至 50℃ 以上或低于 10℃ 时，尘螨就难以长期存活。太阳好的时候，将需要除螨的物品放在日光下暴晒，或放入一个黑塑料袋中扎紧袋口暴晒，可使物品相对湿度下降而温度上升，促使尘螨因高温和脱水而死亡，这是一种有效、安全、简单的杀灭尘螨的方法。一些小物件如孩子的玩具，可以放在冰箱里冷冻，可杀灭尘螨。北方在寒冷季节，将床垫和枕头在室外放置24小时，也可以有效杀螨。在温度低于−23℃时，尘螨体内的水分就会形成结晶导致尘螨死亡，在−20℃放置30分钟，尘螨死亡率为100%。

（2）通风换气：尘螨必须从环境中获取足够的水分才能得以存活或繁衍。将相对湿度控制在50%以下是控制尘螨最常用的方法。实验表明，在相对湿度40%~50%、温度25~34℃的环境中，成年螨会在5~11天内脱水死亡。

（3）定期打扫卫生：尘螨以粉末性物质为食，如人和动物皮屑、面粉和真菌等。人体每时每刻都在代谢，脱落的皮屑可是螨虫的美食。人体停止代谢是不可能的，但是勤换勤洗衣物、床单被罩、沙发垫等居家用品，能有效减少螨虫的食物。普通洗衣粉在25℃和至少浸泡5分钟的条件下，可去除绝大多数的尘螨。每周用55℃及以上的热水洗涤，可杀死尘螨和去掉绝大多数尘螨过敏原。房间定期清扫，最好用湿布擦拭尘埃或使用附有过滤网的真空吸尘器。空调的过滤网应经常清洗或更换。

## 5. 过敏反应是怎么发生的？

总的来说，任何一种过敏反应的发生，都必须经过3个阶段。

（1）第一个阶段——致敏期。这可谓是过敏反应的准备阶段，在这个阶段，有过敏体质的人第一次接触某种有致敏作用的物质（即过敏原）后，身体内部产生一种与之相应的抗体，叫做过敏性抗体，这时体内的淋巴细胞也被致敏。

（2）第二个阶段——攻击期。在这个阶段，患者通过食入、吸入、注入、皮肤涂抹等途径再次与同一致敏的物质接触后发生反应。

（3）第三个阶段——发作期。体内的过敏性抗体迅速和这些过敏原结合，产生各种致敏的化学介质或淋巴因子，它们作用于组织、器官，使人体出现一系列过敏症状。

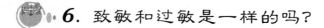

## 6. 致敏和过敏是一样的吗？

致敏是指当人体初次接触过敏原后，体内产生抗体，却还没有发生过敏反应的阶段。致敏期的时间可长可短，这段时间内没有临床症状，只有当再次接触过敏原时，才能发生过敏反应。以花粉过敏为例，孩子在第一次吸入花粉的时候，花粉通过鼻子吸入体内，激发了身体的免疫系统，此时，免疫系统判断花粉是一个危险因素，就会产生少量抗体加以对抗。这时候由于抗体比较少，对抗不强烈，所以就不会发生明显的过敏反应，这一时期就是致敏期。但是，如果孩子再次吸入花粉，以及在此后每次吸入花粉时，免疫系统就记住了这个外来入侵者，这时候体内的某些组织细胞就会产生大量的抗体，进行顽强的抵抗。在抵抗的过程中，组织细胞受到刺激，就会释放出组胺等化学物质，引起平滑肌收缩，毛细血管扩大和通透性增强，腺体分泌物增多，而这些作用反映在人体上，就是流鼻涕、打喷嚏、眼睛痒、咳嗽等过敏症状。

## 7. 过敏反应有哪些类型？

目前，过敏反应的分类仍然沿用 1964 年吉尔（Gell）和库姆斯（Coombs）提出的方法，把过敏反应分为四型——I、II、III、IV型。其中 I、II、III 型过敏反应有抗体介导，属于体液免疫，IV 型过敏反应由 T 细胞介导，属于细胞免疫。

（1）I 型过敏反应：也称速发型过敏反应，是最常见的一种过敏类型。主要由 IgE 介导肥大细胞和嗜碱性粒细胞等效应细胞释放生物活性介质介导炎症反应，反应的发生和消退都比较迅速，主要表现为生理功能紊乱，一般无严重组织损伤，并且有明显的个体差异和遗传倾向。过敏原致敏机体，导致 B 细胞反应，后者转变为浆细胞，并产生亲细胞的 IgE 抗体。IgE 附着在组织内肥大细胞或血液嗜碱性粒细胞的表面使之致敏。已被致敏的肥大细胞或嗜碱性粒细胞再次接触到同一过敏原时，即可在细胞表面发生抗原-抗体反应，通过一系列复杂的反应导致脱颗粒反应，并释放出颗粒中包含的化学活性物质或合成新的介质，引起一系列组织反应。引起此型反应的过敏原可通过吸入、食入、注入等方式进入人体。反应发生于不同的器官（称为靶器官），可引起不同的临床表现。靶器官为全身毛细血管时，由于血管扩张和液体渗出，可使血压骤降，表现为过敏性休克；靶器官为鼻黏膜时，表现为过敏性鼻炎；靶器官为支气管时，表现为支气管哮喘；靶器官为皮肤时，则表现为荨麻疹、湿疹、血管性水肿等。

（2）Ⅱ型过敏反应：也称细胞毒型反应或溶细胞型反应，由针对细胞表面或基质抗原的 IgM 和 IgG 类抗体与靶细胞结合，形成细胞性免疫复合物。一旦结合，会暴露出补体的结合位点，从而激活补体系统中的这些抗体触发补体的经典途径，来进一步溶解靶细胞。Ⅱ型过敏反应常发生于血细胞，导致血细胞减少；它也可能与某些类型的肾炎有关。Ⅱ型过敏反应是多种临床疾病的基础，包括重症肌无力、格雷夫斯病、肺出血-肾炎综合征和寻常疱疮。

（3）Ⅲ型过敏反应：也称免疫复合物型或抗原-抗体复合物型过敏反应，由种类繁多的可溶性抗原进入血液后，刺激免疫细胞形成抗体，即特异性 IgM 和 IgG。抗原、抗体结合形成免疫复合物，小分子免疫复合物可经肾小球滤过从肾脏排出，而大分子免疫复合物可被吞噬细胞清除，但是中等分子免疫复合物则容易沉积于血管壁或组织中，这些免疫复合物固定并激活补体，引起血小板聚集，炎症介质释放导致进一步的组织损伤。Ⅲ型过敏反应常见于血清病和系统性红斑狼疮。

（4）Ⅳ型过敏反应：也称迟发型过敏反应，是由 T 细胞介导的、以单个核细胞、辅助 T 细胞（Th1、Th17）和杀伤性 T 细胞浸润和组织损伤为主的炎症反应。这种反应一般在接触抗原 18~24 小时后出现，48~72 小时达到高峰。抗原首先致敏 T 淋巴细胞，被致敏的 T 细胞再与抗原作用，导致细胞免疫反应，释放出多种淋巴因子，导致组织损伤。Ⅳ型过敏反应最常见于结核病与接触性皮炎。

## 8. 什么是细胞免疫和体液免疫？

免疫反应的发生需要有抗原刺激和免疫活性细胞的反应。抗原就是能引起免疫反应的物质，它主要是大分子的蛋白质，偶尔也可是糖类或脂肪。有些物质，如大部分合成药物，它们不是大分子物质，但进入机体，与机体蛋白结合后，就成为大分子物质，也就具有了抗原性，这类物质称为半抗原。抗原刺激机体的免疫系统，引起免疫应答反应（主要与淋巴细胞有关）。过敏反应是对机体有害的免疫应答反应，引起过敏反应的抗原称为过敏原。

淋巴细胞和其他血细胞一样来源于骨髓。骨髓中的干细胞分化成熟后，形成各种特殊类型的血细胞。淋巴细胞的分化成熟有两条途径，一条途径是在胸腺内成熟，这类淋巴细胞称为 T 细胞；另一条途径是直接在骨髓内成熟，这类淋巴细胞称为 B 细胞。T 细胞和 B 细胞在免疫应答反应中各有其特殊的功能。

T 细胞受抗原刺激后，即转化为致敏 T 细胞，致敏 T 细胞再次暴露于同一抗原后即可发生免疫反应，释放出多种免疫因子，导致组织损伤。这一类免疫应答反应因为是在细胞间进行，所以称做细胞免疫。

B 细胞受抗原刺激，转化为能分泌抗体的浆细胞。由此产生的抗体再次暴露于同一抗原后，即发生抗原-抗体反应，引起组织损伤。由于抗体存在于体液中，所以这一类免疫应答反应称为体液免疫。体液免疫除与 B 细胞有关外，还接受 T 细胞的调节。

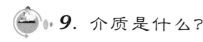

## 9. 介质是什么？

介质是指在免疫和过敏反应过程中，机体释放出来或由其前体新合成的具有生物活性的物质。介质必须具有下列特点。

（1）将其注入体内可以复制出免疫或过敏反应的临床表现。

（2）在发生免疫或过敏反应时能证实有此种物质释放。

（3）应用拮抗药物拮抗其作用后可使临床症状的缓解，如抗组胺药可拮抗组胺的生成。

由此可见，过敏反应所引起的组织反应主要是通过介质来完成的。介质分原发性介质和继发性介质两大类。原发性介质是预先合成好储存在细胞和组织中，或是在发生反应时从其前体物质临时合成的。而继发性介质则是在原发性介质的作用下释放出来的。例如，血清素是继发性介质，它是由原发性介质——血小板激活因子激活血小板而由后者释放的；缓激肽也是继发性介质，它是由原发性介质——过敏性嗜碱性粒细胞血管舒缓素作用于血清激肽原而形成的。

介质的释放也可以通过非免疫的途径完成。例如，肥大细胞在过敏反应过程中释放出的某些介质可引起过敏性鼻炎或支气管哮喘的发作，但是这些患者症状的发作也可以由一些非特异性的刺激引起，例如冷空气刺激、空气污染甚至情绪波动等。这时发生的肥大细胞介质释放就属于非免疫性的。这解释了为什么在没有抗原刺激的情况下，这些患者的症状也可发作。症状发作的原因是组织的高反应性而不是抗原本身。

## 10. 什么是抗原？

抗原是指能刺激机体产生抗体或致敏淋巴细胞，并且与它们结合导致特异性反应的物质。这个定义指出了抗原的两个基本能力，一是抗原要有刺激机体形成抗体或致敏淋巴细胞的能力，二是抗原要能与受它刺激所产生的抗体或致敏淋巴细胞发生特异性反应。具备这两个能力的物质才能称为抗原。

抗原与过敏原既有区别也有联系，大多数过敏原都是抗原，但抗原不一定是过敏原。机体只要接触抗原就会发生免疫反应，而过敏反应只有机体与过敏原再次接触时才会发生。

 ## 11. 什么是抗体？

抗体是机体免疫活性细胞（B淋巴细胞）受抗原刺激后，在血清和体液中出现的一种能与相应抗原发生特异性反应的免疫球蛋白（大型Y形蛋白质）。抗体有一个独有的特征，就是能识别对应的抗原，与抗原存在一对一的关系。抗体的主要功能是中和并破坏抗原。为了达到这个目的，最有效的办法是诱发炎症反应。

免疫球蛋白是血浆中一类具有免疫功能的球蛋白，是抗体分泌细胞的产物，也是体液免疫反应的主要介导物。免疫球蛋白分为5类，包括免疫球蛋白G（IgG）、免疫球蛋白M（IgM）、免疫球蛋白A（IgA）、免疫球蛋白D（IgD）和免疫球蛋白E（IgE）。在生物进化的过程中，免疫球蛋白也获得了各自的特殊功能。

（1）IgG：在出生后3个月开始合成，3~5岁时接近成人水平，是血清和细胞外液中含量最高的免疫球蛋白（Ig），占血清总Ig的70%~80%。人IgG有4个亚类，分别为IgG1、IgG2、IgG3、IgG4，它们的作用有的互相协同，有的互相拮抗，因而对免疫反应起调节作用。

（2）IgM：占血清免疫球蛋白总量的5%~10%，血清浓度约1mg/ml。IgM可看做机体抵御经血液侵入的病原体的第一道防线，它一般以五聚体的形态存在，这种聚合体的形态使它在固定、吞噬细菌和激活补体时特别有利。

（3）IgA：是唯一能以单体和二聚体两种形态存在的免疫球蛋白。在血清中，它主要以单体存在，占血清免疫球蛋白的 10%~15%；而在分泌物中，它主要以二聚体的形式存在。IgA 在抵御经鼻、咽、呼吸道和消化道侵入的病原体方面有特殊作用。二聚体的 IgA 可以进入分泌液中，它们在黏膜表面可以有效地与入侵的抗原结合并将其清除，从而可以保护机体不受抗原侵犯。

（4）IgD：是人类当今已知的抗体中最神秘的一种，其作用还不清楚。它主要出现在成熟的 B 淋巴细胞表面，可能与细胞识别有关，以便对相应的病原体进行免疫反应，也可能与 B 细胞的分化有关。其主要以跨膜型存在于 B 细胞表面，而血清中分泌的含量极低，仅占血清免疫球蛋白总量的 0.3%。

（5）IgE：是一类只发现于哺乳动物中的抗体，是正常人血清含量最少的免疫球蛋白，血清浓度极底，约为 $3 \times 10^{-4}$ mg/ml。IgE 由黏膜下淋巴组织中的效应 B 细胞合成，IgE 的单体由两个重链和两个轻链组成。它是一类亲细胞抗体。IgE 可引起 I 型过敏反应，同时可能与机体抗寄生虫免疫有关。寄生虫和过敏原入侵时，血清中 IgE 含量明显提升。

## 12. 什么是补体？

补体系统包括 30 余种组分，是一个具有精密调控机制的蛋白质反应系统。补体广泛存在于血清、组织液和细胞膜表面。一般情况下，血浆中多数补体成分仅在被激活后才具有生物学功能。多种微生物成分、抗原-抗体复合物以及其他外源性或内源性物质可循三条既独立又交叉的途径，通过启动一系列丝氨酸蛋白酶的级联酶解反应而激活补体，所形成的活化产物具有调理吞噬、溶解细胞、介导炎症反应、调节免疫应答和清除免疫复合物等生物学功能。

补体不仅是机体固有免疫防御体的重要组分，也是抗体发挥免疫效应的重要机制之一，并在不同环节参与适应性免疫应答及其调节。补体缺陷、功能障碍或过度活化与多种疾病的发生和发展密切相关。

根据补体系统各成分的生物学功能，可将其分为补体固有成分、补体调控成分和补体受体。补体系统的命名原则为：参与补体激活经典途径的固有成分，按其被发现的先后分别命名为 C1（亚单位：q、r、s）、C2……C9；补体系统的其他成分以英文大写字母表示，如 B 因子、D 因子、P 因子、H 因子；补体调节蛋白多以其功能命名，如 C1 抑制物、C4 结合蛋白衰变加速因子等；补体活化后的裂解片段以该成分的符号后面附加小写英文字母表示，如 C3a、C3b 等；灭活的补体片段在其符号前加英文字母 i 表示，如 iC3b。

补体是一类不稳定的物质，许多理化因素如加热（56℃，30 分钟或 62℃，3 分钟）、振荡、酸碱、紫外线照射等都可使之破坏，所以它仅存在于新鲜血液中。

补体具有很强的生物活性，可以加强免疫反应的程度，所以能大大提高机体对抗微生物的免疫效应。发生过敏反应时，补体的参与也将增加组织损伤的程度。在正常情况下，补体是以无活性的形式存在的。在某些激活物作用下，补体固有成分循不同途径被激活。补体激活的途径包括经典途径、凝集素途径和旁路途径。三者具有共同的末端通路，最终形成攻膜复合物，通过溶细胞效应而发挥重要生理和病理作用。另外，补体活化过程中还产生多种具有重要生物效应的活性片段，参与机体免疫调节和炎症反应。针对补体激活，体内存在极为复杂和严密的调节机制，以维持内环境稳定。补体固有成分或其调节蛋白缺陷，可引起补体功能紊乱，从而导致某些免疫病理过程的发生和发展。

## *13.* 什么是过敏性疾病？

过敏性疾病又称为过敏反应性疾病，是指由接触致敏物质引起过敏反应的疾病。过敏性疾病从新生儿到老年人的各个年龄阶段都可能发生，且往往具有明显的遗传倾向。过敏性疾病种类繁多，常见的过敏性疾病包括支气管哮喘、过敏性鼻炎、过敏性结膜炎、特应性皮炎、湿疹、荨麻疹、血管性水肿、食物过敏、药物过敏等。

近年来，过敏性疾病的发病率在全球范围内快速上升。世界过敏组织（WAO）白皮书中提到全球过敏性疾病的患病率预计为10%~40%，其中包括4亿过敏性鼻炎患者，3亿支气管哮喘患者，2亿~2.5亿食物过敏患者，1.5亿药物过敏患者，以及众多的湿疹、荨麻疹、血管性水肿、结膜炎和过敏性休克等患者。随着工业化进程和生活方式的改变，过敏性疾病的发病率在全球大多数地区仍呈现持续上升趋势。

## 14. 如何诊断过敏性疾病？

过敏性疾病的诊断主要通过临床症状、病史、体格检查与过敏原检测来确定。过敏性疾病病史的询问主要明确两点：①是否为过敏性疾病；②过敏性疾病的临床症状可能与哪些过敏原相关。对可能是过敏性疾病患者的体格检查集中在皮肤、黏膜，如鼻黏膜、眼结膜、呼吸道等。另外还会结合一些特殊的辅助检查，如呼出气一氧化氮对支气管和鼻腔黏膜的过敏性炎症具有较好的诊断，在怀疑支气管哮喘、过敏性鼻炎时可考虑。

（1）询问病史：包括发病时间、地点、季节、周期性、诱发原因、生活及居住环境、饮食习惯、工作环境、家族遗传史、药物过敏史、既往身体状况、月经及生育情况、正在进行的治疗及用药情况等。初步判断是否属于过敏性疾病，是何种过敏性疾病。

（2）非特异性诊断：与其他疾病诊断类似，但要注意发病的诱因、症状季节性（如花粉症有明显的季节性）、规律性（如尘螨过敏者多晚间或晨起发病）；家中是否饲养宠物；是否对某种食物或药物过敏；是否有家族过敏史（过敏性疾病有遗传性，双亲中一个人有过敏史，孩子患过敏性疾病的概率约为40%，双亲均有过敏史，孩子发病概率在60%~80%）。

（3）特异性诊断：即查找过敏原病因的诊断，是过敏性疾病的特点。包括体内诊断和体外诊断两种方法。①体内诊断：主要是皮肤试验（简称皮试），包括皮内试验、点刺试验、斑贴试验等。皮试前需停用过敏药（如氯苯那敏、西替利嗪、氯雷他定等）及含有抗过敏药物成分的药物3天，口服或静脉用激素者至少需停药1周以上，雷公藤停药3天。患有银屑病、严重心脑血管疾病者不应做皮试。②体外诊断：抽血检查血清特异性IgE，安全，痛苦小，准确。皮肤试验与特异性IgE检测互为补充，不能相互替代，均为过敏性疾病特异性诊断的重要手段。只有临床病史、皮肤试验、体外诊断三者结果一致时，才能做出准确的特异性诊断，不能单凭一两项即做出过敏原的诊断。注意，无论是体内还是体外试验都要结合临床综合考虑，与临床符合是评价检验的唯一标准。

## 15. 什么是过敏体质？

一般将容易发生过敏反应和过敏性疾病而又找不到发病原因的人，称其为过敏体质者。具有过敏体质的人可发生各种不同的过敏反应及过敏性疾病，如有的患湿疹、荨麻疹，有的患过敏性哮喘，有的则对某些药物特别敏感，可发生药物性皮炎，甚至剥脱性皮炎。但是，偶尔对某种已知因素发生高反应性，不能称作过敏体质。过敏体质的人一般具有以下特征。

（1）正常人血清中IgE含量极少，而某些过敏体质者血清IgE比正常人高1~10倍。

（2）辅助性T细胞1（Th1）和辅助性T细胞2（Th2）在正常人中有一定的比例，两者协调。某些过敏体质者Th2细胞占优势。

（3）正常人胃肠道具有多种消化酶，而有的过敏体质者缺乏消化酶，使蛋白质未充分分解就吸收入血，异种蛋白进入体内引起胃肠道过敏反应。此类患者常同时缺乏分布于肠黏膜表面的保护性抗体——分泌性 IgA，易诱发胃肠道过敏反应。

（4）正常人含一定量的组胺酶，即使对某些物质有过敏反应，症状也不明显，但过敏体质者有可能缺乏组胺酶，对引发过敏反应的组胺不能破坏而表现为明显的过敏症状。

## 16. 过敏原检测有哪些方法？

过敏原检测包括过敏原体内诊断和过敏原体外诊断。体内诊断包括皮肤点刺试验、皮内试验、皮肤斑贴试验、激发试验等。体外诊断包括血清过敏原特异性 IgE 的检测、嗜碱性粒细胞激活试验等。

过敏原检测对于儿童或不能脱离过敏环境的成人，非常有必要。它不但能准确对过敏物质进行治疗，尤其对于儿童，而且可以确定过敏种类，帮助脱离过敏原。

## 17. 什么是皮肤点刺试验？

皮肤点刺试验是过敏性疾病病因诊断的重要方法，具有较高的灵敏度。皮肤点刺试验简单方便、快速灵敏、价格便宜，已成为临床上最常用的过敏原检测方法。

皮肤点刺试验是将少量高度纯化的过敏原皮试液滴于患者前臂，再用点刺针轻轻刺入皮肤表层。如患者对该过敏原过敏，则会于15 分钟内在点刺部位出现类似蚊虫叮咬的红肿块，出现痒的反应，或者皮肤颜色上有改变。皮肤点刺试验现为欧洲国家及美国公认最方便、经济、安全、有效的过敏原诊断方法，其优点为安全性及灵敏度高，患者无痛楚，就像被蚊虫叮咬一样，而且患者及医生可以很快知道检测结果。在临床上怀疑是 IgE 介导的过敏反应，如过敏性鼻炎、哮喘、特应性皮炎、食物过敏等时，都可以进行皮肤点刺试验，在年龄上没有绝对限制。

皮肤点刺试验的可靠性取决于过敏原皮试液是否具备适当的过敏原浓度以及是否包含了该种过敏原所有主要的致敏成分。

## 18. 哪些药物会影响皮肤点刺试验？

有些因素会影响皮肤点刺试验结果的准确度，如使用抗组胺药、过敏原提取液效价过低、点刺针未刺破表皮等可导致假阴性结果，而皮肤划痕症可导致假阳性结果。在临床上，许多药物会不同程度地影响皮肤点刺试验的结果。因此，在进行皮肤点刺试验之前，应尽可能详尽地询问患者近期药物使用情况，根据患者具体用药、停用相应的天数，使点刺试验结果更为准确（表 1-2、表 1-3）。

表 1-2　影响皮肤点刺试验结果的药物

| 药物类别 | 代表药物 |
| --- | --- |
| 第一代 $H_1$ 受体拮抗剂 | 马来酸氯苯那敏、赛庚啶、右旋氯苯那敏、苯海拉明、羟嗪、盐酸异丙嗪、曲吡那敏 |
| 第二代 $H_1$ 受体拮抗剂 | 鼻用氮䓬斯汀、依巴斯汀、西替利嗪、非索非那定、氯雷他定、左西替利嗪、比拉斯汀、鼻用左卡巴斯汀、眼用左卡巴斯汀、卢帕他定 |
| 三环类抗抑郁药和镇静药 | 地西帕明、丙咪嗪、多塞平 |
| 抗 IgE 单克隆抗体 | 奥马珠单抗 |
| 白三烯受体拮抗剂 | 孟鲁司特、扎鲁司特 |
| 糖皮质激素 | 泼尼松 |
| 局部麻醉剂 | EMLA 乳膏 |

表 1-3　皮肤点刺试验前需停用的药物及停用时间

| 药品种类 | 药品名称 | 停用时间/天 |
| --- | --- | --- |
| 口服第二代抗组胺药物 | 西替利嗪、氯雷他定等 | 7 |
| 皮肤局部糖皮质激素霜或软膏 | 糠酸莫米松、布地奈德、倍氯米松 | 7 |
| 口服第一代抗组胺药物 | 马来酸氯苯那敏、盐酸苯丙烯啶、异丙嗪、苯海拉明等 | 3 |
| 含第一代抗组胺药物的药品 | 酚麻美敏混悬液、双扑伪麻分散片、复方氨酚甲麻口服液、小儿氨酚黄那敏颗粒、愈酚甲麻那敏颗粒、复方锌布颗粒、复方福尔可定口服溶液、盐酸异丙嗪注射液等 | 3 |

 **19.** 哪些人不能进行皮肤点刺试验？

并不是所有疑有过敏性疾病的患者都能做皮肤点刺试验。为了确保试验的安全性、可行性和必要性，以下几种情况是皮肤点刺试验的禁忌证。

（1）患有气道或全身感染性疾病。

（2）严重过敏反应后或严重过敏体质者。

（3）正在应用影响皮试反应药物的患者，如正在全身应用抗组胺药和糖皮质激素的患者。

（4）严重湿疹或皮肤划痕症的患者。

（5）重病、昏迷、濒死患者全身反应性均降低，皮试可能得不到预期结果；高度应激患者（如严重创伤、剧痛），体内分泌大量肾上腺素，也可能影响皮试结果。这些患者都应在全身情况缓和时再行皮肤试验。

**20.** 皮肤试验为什么会出现假阳性结果?

皮肤试验(简称皮试)可能出现假阳性的结果,可能的原因如下。

(1)过敏原皮试液有非特异刺激性,如偏酸、偏碱或有其他刺激性。

(2)过敏原皮试液浓度过高。

(3)过敏原皮试液有扩张血管的药理作用,尤其见于应用药物进行皮试的情况。

(4)试验时用力过猛或刺入过深。

(5)皮肤反应性过强,如皮肤划痕症患者。

(6)过敏原变质、污染或试验部位感染引起的炎症反应可能被误认为阳性反应。

**21.** 皮肤试验为什么会出现假阴性结果?

(1)过敏原皮试液存储不当或时间过长,效价降低,不能产生阳性反应。

(2)有些过敏反应属局部致敏,靶组织限于身体局部,且较小(如鼻、眼、中耳),皮肤中缺乏致敏肥大细胞,故不能产生阳性反应。

(3)操作不当如针刺深度太浅,皮试液溅出或混合,也会呈假阴性。

(4)配制的皮试液浓度过低。不同的过敏原有不同的生物效价,产生同样皮试反应所需的浓度也不一样。一般说来,花粉、螨、动物皮毛过敏原的效价较高,较稀的稀释液都可产生阳性反应。室内尘土和真菌次之。食物过敏原大多需要较高浓度的皮试液才能产生阳性皮试反应。

（5）试验用药可以影响皮试结果。对皮试结果影响最大的是抗组胺药，一般要求皮试前停药 3~5 个半衰期，通常为 48 小时；肾上腺素类药、黄嘌呤类药和色甘酸钠影响较小，停药 8~12 小时即可；局部用药一般不影响皮试结果；糖皮质激素不影响速发型皮试反应，因此无须停药，但它可影响迟发型皮试反应，所以若需观察这类反应，则需要停药。

（6）皮试还受皮肤局部效应细胞和血运的影响。如果皮肤局部没有足够的肥大细胞或淋巴细胞，就不能产生足够的介质；如果局部血运较差，就不能产生足够的血管反应，这些都可能导致假阴性反应。此时可做组胺对照试验（用 0.01mg/ml 组胺对照），如组胺对照试验也为阴性，则其他阴性反应的临床意义就较小。

（7）在剧烈过敏反应后，如过敏性休克，体内的 IgE 被消耗殆尽，机体对抗原攻击可能暂时缺乏反应性，表现为皮试反应阴性，所以在这类反应后立即做皮试是没有意义的，一般应过半个月或 1 个月再做。

（8）在高度应激的情况下，机体对抗原攻击也可以不出现皮试反应，这种情况见于高热、剧痛等情况。同样，在机体处于高度抑制状态时，也可不出现皮试反应，这见于濒死、休克、昏迷、全身麻醉等情况。

## 22. 如何保证皮肤试验的安全性？

皮肤试验一般是安全的，极少出现严重反应。局部反应一般较轻，多能自行消退；全身反应中以过敏性休克最为严重，应紧急抢救。

一旦发生较重的全身反应，如为点刺试验，应立即拭去皮试液，并皮下注射 0.1% 肾上腺素 0.3~0.5ml；如为皮内试验，可在试验肢体的近心端扎一止血带，以减缓抗原的吸收速度，还可在皮试部位用

0.01%肾上腺素封闭。

为了防止皮肤试验出现严重反应，试验前医生会详细询问病史，患者应如实告知。如果怀疑患者可能对测试物发生严重反应，则最好采用体外试验。如体外试验为阳性，可不再进行皮肤试验；如体外试验为阴性，可再进行皮肤试验验证。也可以先采用较安全的皮肤试验法，如接触试验，若为阴性，再进行皮内或点刺试验。

为了确保安全，皮试室应经常备有抢救用品，如氧气、舌钳、通气管、输液器、肾上腺素针剂、肾上腺素笔、强心剂等。

## 23. 为什么要进行青霉素皮肤试验？

青霉素是 β-内酰胺类抗生素，药物成分可以直接作用于细菌菌体内的青霉素结合蛋白，这样就能够抑制细菌细胞壁的合成，使细菌失去屏障，然后死亡。青霉素里面含有青霉烯酸、青霉噻唑等过敏原，这些物质容易导致患者使用过程中出现过敏性休克，出现恶心、呕吐、头痛、头晕、血压降低等症状，治疗不及时，还有可能会危及生命。

做青霉素皮试的时候，需要在患者的前臂内侧注射青霉素，观察30分钟左右，如果注射部位无任何改变，患者也没有任何症状，通常可以使用青霉素。但是如果注射部位出现了红晕，并伴随发痒的情况，此时不可以使用青霉素。

青霉素做皮试主要是为了避免使用药物过程当中导致患者出现过敏性休克等情况，使用药物一定要遵医嘱，个人不可以盲目用药。

## 24. 什么是皮肤斑贴试验？

皮肤斑贴试验是目前诊断接触性皮炎最可靠、简便的方法，也是诊断接触性皮炎的金标准。皮肤斑贴试验在临床上用于检测潜在的过敏原或刺激物，多用于接触性皮炎、湿疹等，操作简单、安全，不良反应极少，且试验结果准确、可靠。皮肤斑贴试验的主要目的是寻找过敏原，找出过敏原因，从而对患者实施针对性治疗及指导患者在今后的生活和工作中避免接触有相同或相似分子结构及功能基团的物质，避免过敏性皮肤病的发生和恶化。

以下情况需要做皮肤斑贴试验：①持续性或间断性面部、眼睑、耳部和会阴部湿疹；②慢性手足湿疹；③静脉曲张所致湿疹；④皮肤湿疹样改变，对预期治疗的疗效不好；⑤皮肤湿疹样改变，怀疑或有待排除接触性过敏原。

皮肤斑贴试验的注意事项如下：①斑贴期间，忌剧烈活动，勿洗澡，避免搔抓，减少出汗，并避免日光照射；②在皮炎急性期最好不要进行斑贴试验；③多种因素可影响斑贴试验结果的准确性和可重复性，如斑试物剂量和体积、测试部位及皮肤状况、斑试物与皮肤贴的紧密程度、观察时间、抗原浓度和斑试器等。上背部为最佳的斑贴部位。

## 25. 什么是过敏原激发试验？

过敏原激发试验最早源自过敏性鼻炎的研究，它是通过将少量过敏原接触身体黏膜以模拟自然发病的情况，引发症状，从而来判断过敏的类型和过敏原。根据患者发病部位的不同，可以进行不同器官的激发试验，常用的是支气管激发试验、结膜激发试验、食物激发试验、药物激发试验。激发试验必须在有急救或抢救措施的情况下由专业人员操作。

如食物激发试验的阳性判断主要是基于症状，开始可能只是主观症状，如患者感觉痒，继续增加激发剂量，客观症状就可能出现，如出现皮肤发红、红斑、荨麻疹等（表1-4）。

表1-4　常用激发试验主观症状与客观症状

| 器官 | 主观症状 | 客观症状 |
|------|---------|---------|
| 皮肤 | 痒 | 脸红、红斑、蜂巢、血管性水肿 |
| 口腔黏膜 | 痒 | 水疱、红、肿 |
| 胃肠道 | 恶心、疼、痉挛 | 呕吐、腹泻 |
| 鼻 | 痒 | 鼻塞、流涕 |
| 眼 | 痒 | 眼结膜红、结膜水肿 |
| 肺 | 胸闷、胸痛、呼吸困难 | 喘息、肺功能下降 |
| 喉 | 咽喉发紧 | 干咳、声音刺耳、声音嘶哑 |
| 心血管或神经系统 | 头晕、眼花、虚弱 | 心动过速、血压下降、失去意识 |

## 26. 支气管激发试验的阳性反应有哪三种类型？

支气管激发试验的阳性反应有以下三种类型。

（1）速发反应：这种反应大多在激发后10分钟内出现，属IgE介导的反应。

（2）迟发相反应：在激发后1~2小时或更长的时间出现，其机制不甚明了。

（3）双相反应：在激发的当时和隔较长时间后都出现反应。

由于激发试验可出现迟发相反应，所以每次激发后的观察时间应达24小时，两次激发试验的间隔时间也不应少于24小时。

判定阳性反应有三个标准：①明显的自觉症状；②肺内出现哮鸣音；③肺功能下降，试验后肺功能（一般测 $FEV_1$）较试验前下降15%为阳性。后两项是判定的主要依据。

支气管激发试验的阳性反应一般可在短期内缓解。如果激发后1~2小时仍不缓解，可气雾吸入异丙肾上腺素、舒喘灵或皮下注射

0.1%肾上腺素 0.3~0.5ml。一般来说，只要掌握好适应证，严格掌握剂量，严密观察患者的反应，必要时应用药物治疗，试验是相当安全的。

## 27. 过敏性疾病的体外诊断有哪些？

对致敏性生物源的鉴定可以追溯到 100 多年前，数十年来，通过皮肤试验及口或黏膜的激发试验，证明过敏原的原始提取物与临床的致敏作用相关。自 1967 年纯化出 IgE 以来，血清学检测已经成为评价过敏性疾病的常用方法。近年来，随着标记免疫技术的发展，研发了众多过敏原体外诊断技术。随着分子生物学技术在体外诊断中的更多运用，与传统的天然纯化过敏原蛋白不同，基因重组纯化的过敏原组分蛋白在过敏原检测中得到更为广泛的运用，使过敏原检测的特异性得到了进一步提升。而在方法学上，微阵列、芯片等高新技术近年来发展迅速，操作简便，使用血清量少，且可同时准确地检测上百种过敏原。

过敏反应的体外特异性诊断包括血清学和细胞学实验两类，前者主要检测总 IgE、过敏原特异性 IgE（sIgE）、过敏原特异性 IgG4。而后者以血细胞作为检测样本，目前应用的主要为嗜碱性粒细胞激活试验。

（1）总 IgE 检测：IgE 是 I 型过敏反应机制中重要的免疫分子，血清总 IgE 水平增高仅能提示 I 型过敏反应的可能性大，但不能用于确诊过敏性疾病。除过敏性疾病之外，自身免疫病、免疫缺陷病、寄生虫和微生物感染等也可导致血清总 IgE 水平显著升高。而且，也有过敏性疾病患者总 IgE 正常的情况。因此，仅依靠总 IgE 检测结果的临床意义是有限的，在临床实践中，需结合患者的病史以及临床症状来综合评估。

（2）过敏原 sIgE 检测：sIgE 检测在过敏性疾病的体外诊断中占

有关键地位，现已被广泛使用，sIgE 水平越高，与过敏性疾病的相关性越强。

（3）过敏原特异性 IgG4 检测：IgG 是血清中主要的抗体成分。IgG 包括 IgG1、IgG2、IgG3、IgG4 四个亚型，当中以 IgG4 含量最低，约 0.5mg/ml，不同个体间差异可在 10～1400μg/ml。目前，临床上最常用的 sIgG4 检测方法是酶联免疫吸附试验（ELISA）。

（4）嗜碱性粒细胞激活试验（BAT）：嗜碱性粒细胞存在于外周血中，其数量较少，约占血液中白细胞总数的 0.2%。嗜碱性粒细胞是 I 型过敏反应的重要效应细胞。当患者病史和过敏原 sIgE 或皮肤试验结果不一致，或者患者在皮肤试验中曾发生过全身反应时，可以进行 BAT 试验。BAT 试验是通过一系列稀释的过敏原测定嗜碱性粒细胞的敏感性，可用于测量曲折点或最大过敏原浓度半值，从而衡量过敏反应的敏感程度。BAT 可用于鉴定食物过敏原、过敏原交叉反应或过敏原制剂中的主要致敏物质以及监测过敏原免疫治疗和抗 IgE 疗法的效果。BAT 试验可认为是一种基于细胞功能的体外激发试验，与体内激发试验相比，这种方法对过敏性疾病的检测具有适用性广、重复性好、安全、省时等优势，更重要的是能够避免体内激发试验引起严重过敏反应的风险。与体外血清过敏原 sIgE 检测相比，BAT 试验的结果能够更准确地反映患者当前状态下对过敏原的敏感性，而且待测的过敏原范围也更广，甚至包括小分子药物等。

## 28. 什么是体外 IgE 检测？

免疫球蛋白 IgE 是介导 I 型过敏反应的抗体，过敏患者的血清中存在着特异性 IgE，如对牛奶过敏者则有针对牛奶过敏原的 IgE；对蒿草花粉过敏者有针对该花粉的 IgE。但血清过敏原特异性 IgE 检测只能检测速发型过敏反应（I 型过敏反应），如发生于眼部的过敏性结膜炎，发生于鼻部的过敏性鼻炎，发生于气管、肺的过敏性哮喘、过敏性支气管肺曲霉病等，发生于消化道的过敏性胃肠炎，发生于皮肤的特应性皮炎、过敏性荨麻疹、过敏性血管性水肿、变应性速发型接触性反应等。

过敏原 sIgE 的结果解释见表 1-5。sIgE 含量可以客观反映机体的致敏情况，阳性结果可以明确致敏的主要过敏原。同时，定量检测可以指导和监测特异性免疫治疗，但 sIgE 的分级与疾病的严重程度不一定相关，sIgE 阳性也不一定会引起临床症状。

表 1-5　过敏原 sIgE 结果判定

| 分级 | sIgE 的含量/（IU·ml$^{-1}$） | sIgE 水平 | 临床意义 |
|---|---|---|---|
| 0 | <0.35 | 无或不能检出 | 不过敏 |
| 1 | ≥0.35，<0.70 | 低 | 可能或轻度过敏 |
| 2 | ≥0.70，<3.50 | 增加 | 轻度过敏 |
| 3 | ≥3.50，<17.50 | 显著增加 | 中度过敏 |
| 4 | ≥17.50，<50.00 | 较高 | 中度或重度过敏 |
| 5 | ≥50.00，<100.00 | 高 | 重度过敏 |
| 6 | ≥100.00 | 极高 | 极重度过敏 |

## 29. 皮肤点刺试验和特异性 IgE 检测结果不一样怎么办？

临床症状是诊断的重要参考量。皮肤点刺试验和特异性 IgE 检测的影响因素很多，它们与过敏反应的相关性只有 60%～70%，特别是在患者过敏反应阳性级别较低的时候，结果不一致是有可能的。在这种情况下，有条件者可以做过敏原激发试验确诊。

一　过敏相关基础知识

## **30.** 如何治疗过敏性疾病？

针对过敏性疾病，世界卫生组织提出了"四位一体"的综合防治策略，即正确避免接触过敏原、适当的对症治疗、过敏原特异性免疫治疗（又称脱敏治疗或减敏治疗）及良好的患者教育，并强调"四位一体，缺一不可"。

（1）避免接触过敏原：明确过敏原后，须采取相应的预防措施，避免接触相关过敏原，从而减少甚至避免过敏性疾病发作。同时对于一些无法完全避免的过敏原，可以确定免疫治疗方案。

（2）对症治疗：药物治疗目前仍然是过敏性疾病最常用的治疗手段，可暂时缓解过敏性疾病的症状，达到对症治疗的目的。不同过敏性疾病的药物治疗有其各自的特点，包括给药方式、途径、疗程、减量及停药、联合用药等。需要注意的是，药物治疗只能暂时缓解过敏性疾病的症状，对于过敏性鼻炎、过敏性哮喘、特应性皮炎等疾病，停药后可能很快复发，因此要严格遵医嘱，按疗程规范用药。

抗组胺药可以选择一代、二代或两种二代药物联合应用，疗效降低时应该及时更换其他不同类型的抗组胺药。二代抗组胺药的心脏毒性应引起重视，临床表现为 QT 间期延长、尖端扭转型室性心动过速等严重心律失常，同时要注意合并用药的问题，主要是大环内酯类抗生素和抗真菌药物。而糖皮质激素具有显著的抗炎、抗过敏和抗水肿作用，其抗炎作用为非特异性，对各种炎症性疾病均有效，几乎可以应用于所有的过敏性疾病，但其不良反应明显，在临床使用时应该以鼻喷、气管吸入和局部外用为主，除急诊、急救以外，不建议全身应用。当应用糖皮质激素长期治疗时，建议使用全身生物利用度低的制剂，需严格按照说明书的年龄限制和推荐剂量，并注意疗程，如鼻喷激素使用不能超过 3 个月。

（3）过敏原特异性免疫治疗：是针对 IgE 介导的无法完全避免的

吸入性过敏原导致的Ⅰ型过敏反应性疾病的对因治疗。通过给予患者逐步增加剂量的过敏原提取物，以诱导机体免疫耐受，使患者再次接触相应过敏原时症状明显减轻，甚至不产生临床症状。目前，国内外的相关指南都已经将特异性免疫治疗作为过敏性鼻炎、过敏性哮喘的一线治疗方法进行推荐。大量的临床研究也证实，这种治疗方法对过敏性鼻炎、过敏性哮喘等具有近期和远期疗效，且有可能改变疾病的自然进程，如预防过敏性鼻炎发展为过敏性哮喘，减少产生新的过敏等。目前临床常用的过敏原特异性免疫治疗方法有皮下注射法（皮下免疫治疗）和舌下含服法（舌下免疫治疗），分为剂量累加和剂量维持两个阶段，总疗程3年左右，推荐使用标准化过敏原疫苗。需要注意的是，虽然进行了特异性免疫治疗，日常生活和工作中仍应尽量避免接触过敏原。凡在特异性免疫治疗过程中继续大量接触过敏原者，特异性免疫治疗很难有好的效果。

（4）患者教育：是我国初级卫生保健的八大要素之一。《阿拉木图宣言》指出，患者教育是所有卫生问题、预防方法及控制措施中最为重要的。这一点对于过敏性疾病来说尤为重要。因为从目前的医学水平看，多数过敏性疾病是很难彻底治愈的，如过敏性哮喘可能需要终身使用药物控制。这就需要患者本人对自身所患疾病有一个明确的认识，患者对疾病的认知和对治疗的预期可以在一定程度上影响疾病的治疗效果。良好的患者教育可以提高患者预防和治疗疾病的意识，增强对治疗的依从性和自信心，从而优化治疗效果提升医患双方满意度。

## 31. 临床常用的抗过敏药有哪些？

（1）抗组胺药：临床常用的主要是组胺$H_1$受体拮抗药，如苯海拉明、异丙嗪、氯苯那敏，是目前应用最广泛的非特异性抗过敏药，能与组胺竞争效应细胞上的组胺$H_1$受体，使组胺不能同$H_1$受体结合，从而抑制其引起过敏反应的作用。

（2）过敏反应介质阻释药：能稳定肥大细胞膜，阻止组胺及其他过敏反应介质的释放，产生抗过敏效应，如色甘酸钠、酮替芬。

（3）组胺脱敏药：如组胺 $H_1$ 受体激动药倍他司汀、小剂量组胺稀释液、粉尘螨注射液等，对患者进行反复注射，可以提高其对组胺的耐受性。

（4）白三烯受体拮抗剂：如孟鲁司特、扎鲁司特，主要用于呼吸系统过敏症。

（5）抑制抗原-抗体反应药物：如肾上腺素糖皮质激素、免疫抑制剂等。

（6）改善或控制过敏反应症状的药物：包括平滑肌解痉药，如沙丁胺醇等；减轻过敏所致水肿的药物，如葡萄糖酸钙等。

## 32. 什么是抗组胺药？

抗组胺药，顾名思义，是可以拮抗组胺作用的药。由于组胺是 I 型过敏反应中肥大细胞释放的最重要介质之一，所以应用抗组胺药可以缓解 I 型过敏反应的大部分症状。

随着对组胺在过敏性疾病中所起作用的认识逐渐加深，抗组胺药的应用受到了人们的广泛重视。自从 20 世纪 30 年代开始研究抗组胺药，1942 年第一个应用于人体的抗组胺药——赛庚啶问世，到目前已有超过 40 种抗组胺药进入临床应用。根据抗组胺药的药理特性和不良反应，抗组胺药可分为第一代、第二代和第三代。

第一代抗组胺药为脂溶性，易透过血脑屏障，与位于中枢神经系统中组胺能神经元上的 $H_1$ 受体相结合，引起强烈的中枢镇静作用，损害认知和精神运动功能。代表性药物有苯海拉明、特非那定、马来酸氯苯那敏、羟嗪、氯马斯汀、异丙嗪等。该类药物半衰期短，口服 2~4 次/天，不利于患者每日服用。同时由于该类药物具有中枢抑制作用，不适合驾驶人员、精密仪器操作人员及高空作业人员使用。因此，这类抗组胺药物的应用已经很少。

为了克服第一代抗组胺药所引起的不良反应，20 世纪 80 年代后陆续合成了一组新的抗组胺药物，即第二代抗组胺药。代表性药物包括氯雷他定、咪唑斯汀和西替利嗪等。该类药物为非脂溶性，不易透过血脑屏障，且对 $H_1$ 受体具有高选择性，因而其对中枢的抑制作用明显减弱，又被称为非镇静性抗组胺药。该类药物作用时间长，口服 1~2 次/天，方便服药。但该类药物具有明显的心脏毒性，尤其是特非那定和阿司咪唑，因可引起致死性心律失常而被市场淘汰。

20 世纪 90 年代第三代抗组胺药问世，其中大部分为第二代抗组胺药的代谢产物或单一的旋光异构体，成功克服了第一代和第二代抗组胺药的不良反应。代表性药物有非索非那定、地氯雷他定、左西替利嗪等。该类药物与其他药物相互作用小，对 $H_1$ 受体选择性高，不良反应更少，不会造成心脏组织的损害。因此，第三代抗组胺药已成为世界抗过敏药物应用最广的药物之一。

抗组胺药的药理作用：①抑制血管渗出，减少组织水肿，因此它对于一些以组织水肿为主要病变的过敏性疾病如血管性水肿、荨麻疹、湿疹、过敏性鼻炎等的治疗效果比较明显。②麻醉及中枢抑制作用，传统抗组胺药大多有此作用，因而有镇痛、止痒、镇静的效果。为此，它们常被加入感冒药，成为感冒合剂的一个组成成分；或用来治疗一些瘙痒性皮肤病、妊娠呕吐、虫咬反应、晕动病等。

## 33. 什么是脱敏治疗？

脱敏治疗又称为过敏原特异性免疫治疗，简单来说就是患者对什么过敏原过敏就采用什么过敏原，从低剂量到高剂量让免疫系统逐渐耐受，过敏原达到一定剂量并维持一段时间后，患者对这种过敏原就表现为耐受，当再次接触过敏原时，过敏症状明显减轻或不再发生。

脱敏治疗已经有 100 多年的历史，在 19 世纪，一名叫贝克利（Blackley）的医生是过敏性鼻炎患者，接触牧草花粉后会出现流涕、喷嚏等过敏症状。他反复将花粉颗粒涂在刮擦过的过敏表面，希望能让自己产生对花粉的"抵抗力"，这种让人反复接触过敏原期待产生耐受的做法就是现代脱敏治疗的雏形。1911 年，努思（Noon）教授和弗里曼（Freeman）教授开展了历史上第一项正式的牧草花粉脱敏治疗临床试验，开启了脱敏治疗的百年历史。1930 年，弗里曼教授开展了第一项改良快速脱敏治疗，能够更快地达到维持治疗剂量，更快地取得疗效。

我们常见的过敏性鼻炎、过敏性哮喘、过敏性皮炎等过敏性疾病，都常采用脱敏治疗的方法。在临床上，脱敏治疗根据给药方式分为皮下注射脱敏、舌下含服脱敏、脱敏贴等。

## 34. 什么是避免疗法？

避免疗法，顾名思义就是避免接触过敏原和各种刺激物。如花粉过敏的患者在空气中花粉浓度高的季节，最好避开花粉飘散高峰期进行户外运动，以减少症状发作；或是佩戴口罩、眼镜等，在一定程度上防止花粉吸入，减轻鼻、眼症状。

## 35. 哪些情况下可以进行脱敏治疗？哪些情况不可以进行脱敏治疗？

可以进行脱敏治疗的情况：①IgE 介导的过敏性疾病，经体内（过敏原皮肤试验）和/或体外（血清特异性 IgE）检测确诊。②临床症状与过敏原致敏相关，如有可能需要行过敏原激发试验确诊。③临床症状严重且病程较长。④患者无法避免接触过敏原或过敏原回避不充分。⑤脱敏治疗主要针对过敏性鼻炎、过敏性哮喘和蜂毒过敏的患者。

不可以进行脱敏治疗的情况：①支气管哮喘未得到有效控制，中重度持续性哮喘经药物治疗第 1 秒用力呼气容积（$FEV_1$）仍低于70%预测值。②正在全身或局部使用 β 受体阻断药。③心血管疾病使用肾上腺素后发生不良反应的风险增加。④严重自身免疫病、免疫缺陷病。⑤恶性肿瘤。⑥妊娠期。⑦患者对治疗依从性差，另外当患者有口腔炎且症状严重时也不考虑舌下给药。

## 36. 儿童、老人、孕妇可以接受脱敏治疗吗？

5 岁及以上儿童可以接受脱敏治疗，5 岁以下儿童如果治疗中发生不良反应，不能有效表达，可能影响急救。此外，急救药物的使用也有年龄限制。0~2 岁婴幼儿不宜进行脱敏治疗，2~5 岁则是相对禁忌，仅在个别非常需要的病例中考虑。对于 5 岁以上儿童进行脱敏治疗则需谨慎，须充分评估治疗获益和风险，并充分征求患儿监护人意见、获取书面同意后，在严密观察的情况下谨慎实施。

脱敏治疗没有年龄的上限。研究显示，老人接受脱敏治疗也是安全的。之所以有老人接受脱敏治疗的顾虑，主要是老年人经常伴有其他慢性病，如高血压、高血糖等，如果治疗中出现不良反应，药物使用上有所顾忌。有人指出，老年人免疫功能慢慢减退，过敏性疾病可能会逐渐好转，但这尚需要进一步证实。也有一些人到老年才开始有过敏症状。

孕妇脱敏治疗的相关研究数据比较少，目前临床指南仍然不推荐在妊娠期开始脱敏治疗，但如果妊娠时患者已经在维持治疗期，并且耐受良好，则妊娠后可以继续脱敏治疗。

## 37. 脱敏治疗的疗程有多久？什么时候看到效果？

脱敏治疗的疗程一般为 3~5 年。脱敏治疗的疗效主要基于患者的主观评价，如治疗前后 VAS 评分、鼻炎或哮喘症状评分、生活质量评分等。另外，治疗前后 IgG4 抗体的变化也可以作为患者是否对治疗有效的指标。一般脱敏治疗 2~3 个月后就能明显感觉到效果，一些免疫学指标 2 周已经开始改变。之所以整个疗程需要 3~5 年，是因为脱敏治疗是个机体缓慢耐受的过程，3~5 年的治疗可以带来停药后的长期疗效。有的患者可能接受脱敏治疗 1~2 年，但是疗效不明显。疗效不好的原因有很多，主要包括：①诊断是否正确；②是否还有其他过敏原的影响；③所使用的脱敏制剂质量是否可靠；④环境中过敏原、污染等因素的影响。以上各种因素都可能影响到脱敏治疗的疗效。

脱敏治疗的治疗周期相对较为漫长，但治疗效果也相对较为理想。建议患者在治疗期间尽量避免接触过敏原，少吃容易引起过敏反应的食物，避免造成再次过敏。

## 38. 脱敏治疗失败有哪些原因？

脱敏治疗 I 型过敏反应性疾病，只要过敏原确定，适应证明确，制剂有效，方法正规，疗效应该是肯定的。导致脱敏治疗失败的原因大致有以下几方面。

（1）选做脱敏治疗的抗原不是患者的主要过敏原。发生这种偏差的主要原因常常是由于过于依赖皮试结果，没有考虑到皮试发生假阳性或假阴性反应的可能性。因此，确定脱敏液时，必须从多方面考虑，有怀疑时，应通过过敏原激发试验或体外试验进一步验证所选用的过敏原是否正确。一般脱敏治疗达到 1 年仍未见任何效果的，应该重新进行过敏原测试。

（2）部分患者由于皮试的单发、迟发相反应被忽视而使脱敏液中的过敏原不全面，影响了疗效。

（3）诊断错误，导致无效治疗。例如，将非过敏性鼻炎误诊为过敏性鼻炎，内源性哮喘误诊为外源性哮喘。

（4）治疗过程中又发生了新的过敏，这种情况不太多。但如患者经过较长时间再复诊，或按原皮试结果制订的脱敏治疗方案经 1 年治疗仍未见好转，应考虑此可能性，应重做皮试或进行其他检查。

（5）治疗过程中不注意避免接触过敏原。这种情况的发生是由于患者对脱敏治疗的作用不理解，错误地认为既然经脱敏治疗，就不需要再注意避免接触过敏原。

（6）脱敏治疗周期长，见效慢，一般需要数月或更长时间才能有主观疗效。有的患者求成心切，经短期治疗未见效果即判为无效而终止治疗。

（7）有些患者的脱敏治疗实际上是有效的，但患者要求过高，追求"根治"，所以当有轻度症状反复时即判定为治疗失败。过敏性疾病是特应性疾病，特应性是遗传决定的，任何治疗均不能改变它。患者经过有效的治疗后，虽然临床症状可以消失，能和常人一样生活，但仍属特应性体质，对过敏原的反应性仍较正常人高，因此在大量接触过敏原时有轻度症状反复是正常现象，要求"根治"的想法是不现实的。

## 39. 脱敏治疗安全吗？

脱敏治疗已经有 100 多年的历史，一般是安全的，不良反应少，特别是全身反应极少发生。在欧洲有研究报道，在接受皮下脱敏的患者中全身不良反应发生率<2%，大多数（75%）全身不良反应发生在

剂量上升阶段，71.6%为轻度反应，主要为荨麻疹、鼻炎、呼吸困难和咳嗽。

　　脱敏治疗可能会引起一些不良反应。局部反应一般出现在患者脱敏治疗后，如皮下注射后出现红肿、热痛，一般可在30分钟内消失。部分患者超过30分钟症状仍未消失，且红肿的范围更大，可以使用抗组胺药物。部分患者由于引起严重过敏反应，如过敏性休克，需要及时干预，如应用肾上腺素，缓解患者的病情。

# 二

# 花 粉 过 敏

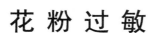

**40.** 什么是花粉症？

　　花粉症是指患者接触植物花粉后出现的一系列过敏反应。花粉症在过去被称为枯草热，当时人们对这种疾病缺乏认识，认为只有接触了豚草花粉才会导致这种疾病。随着研究的不断深入，人们逐渐发现除接触豚草花粉之外，接触其他植物的花粉也可能导致这种过敏反应。

　　花粉症具有明显的季节规律，常发生在春季、秋季植物花粉在空气中播散时。因此花粉症也被称为"季节性过敏性鼻炎"。主要表现为呼吸道和眼的症状，如打喷嚏、鼻塞、鼻痒、眼痒、流泪等，偶尔会出现哮喘或其他器官病变的症状。

　　随着城市化、城市绿化的不断推进，花粉所致的过敏性疾病的发病率也逐年递增。1978年至今，我国花粉症患病率已由0.9%激增到18.5%，欧洲患病率也由20世纪初的1%提升到20%，花粉症已然成为一个重要的公共卫生问题。

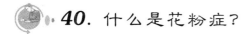

**41.** 不同地域的花粉都是一样的吗？

　　我国的研究显示，近30%的过敏性鼻炎是由花粉导致，而花粉中蒿草、豚草、葎草是我国过敏性疾病最为常见的花粉过敏原。我国幅员辽阔，各地区的植被分布都有自身的特点。总体上，西北部地区及内蒙古地区杂草类较禾本科植物更多，并且分布更为广泛，主要以蒿草、豚草、藜、苋、车前草、苍耳、莎草等为主。艾蒿过敏是华北地区哮喘的主要原因。以沈阳为代表的东北地区花粉症患者中艾蒿的点刺阳性率高达 93%；排在第二位的是豚草花粉，点刺阳性率约为 51.7%。其他北方地区空气中主要以树类花粉为主，树类分布受地域影响更大一些，松、柏、杨、构、榆、柳等在全国范围分布广泛，而合欢、木麻黄、桦、银杏、白蜡等在局部地区分布。此外，行道树的种植对花粉种类和浓度影响也很大。其中，昆明、深圳、青岛、武汉等地的植被分布比较有特点。昆明以芸薹属植物花粉为主，深圳以木麻黄、苏木科花粉为主，青岛以桉树花粉为主，武汉以悬铃木花粉为主。我国花粉季节分布整体比较分明，树类花粉一般在春季播散，高峰出现在 3~4 月，而禾本科、杂草类的花粉一般在夏、秋季播散，高峰出现在 7~8 月。

## 42. 致敏花粉是怎样分类的？

根据植物来源，可将致敏花粉分为 3 类：树类花粉、禾本科花粉以及杂草类花粉。

（1）树类花粉：播散季节多为冬季（北方多为冬、春季，南方春季为主），花粉直径为 20~50μm，代表植物为桦树。

（2）禾本科花粉：禾本科植物种类多，分布广泛，其花粉颗粒较大，一般直径 50μm。代表植物有百慕大草、梯牧草、鸭茅、黑麦草、草地早熟禾、黄花茅、百喜草、石茅高粱等，这类植物花粉播散多为春季。

（3）杂草类花粉：杂草类并不是植物学或科属名称，其泛指在环境中缺乏经济或审美价值，不被人们需要的草本植物。这种植物一般侵略性强、环境适应能力强，分布广泛，花粉颗粒直径为 10~20μm。代表植物有蒿草、豚草、苋、藜、车前草等。这类植物花粉播散季多在夏、秋季。

**43.** 花粉症是怎样发生的?

目前认为花粉症的发病机制是人体首次接触花粉过敏原时，体内产生 IgE 抗体，IgE 抗体结合在肥大细胞和嗜碱性粒细胞表面。当再次接触花粉过敏原时，花粉过敏原与上述细胞表面的 2 个或 2 个以上临近的 IgE 分子结合，导致肥大细胞脱颗粒，释放免疫活性物质，从而引发一系列免疫应答反应。患者再次接触到花粉过敏原后会导致机体组胺释放、毛细血管扩张、组织液渗出、黏液分泌增加等一系列病理反应，也就会表现为喷嚏、鼻塞、流清涕等症状。

致敏性花粉颗粒因直径大，多沉积在上呼吸道及结膜部位；但也有部分花粉颗粒破裂形成直径 <5μm 的过敏原颗粒，进入肺泡后诱发哮喘发作。一般来说，花粉浓度为 $10\sim50$ 粒/m³ 或更高才能引起机体产生症状。

花粉的播散具有季节性和地区性的特点。①季节性：就是指每一种花粉都有其固定的播粉季节，虽然由于气温、雨量等气象条件的变化，播粉时间也可以提前或推迟，但一般相差不过数天。我国的播粉季节分布整体比较分明，树类花粉一般在春季播散，高峰出现在 $3\sim4$ 月，而禾本科、杂草类的花粉则一般在夏、秋季播散，高峰出现在 $7\sim8$ 月。这种季节性特点使花粉症患者可以比较肯定地预知发病时间。这种季节性的发病规律在别的病种是很少见的，它不但提供了致敏花粉的线索，也为防治花粉症提供了可能性。对于单一花粉过敏的患者来说，这种季节性发病的规律特别明显；对多种花粉过敏或同时伴有常年性致敏物过敏的患者，季节性发病的规律也可以不那么明显。②地区性：是指患者只在特定的地区才发病，这决定于产生花粉的植物的地区性分布。花粉症患者只有在暴露于有致敏花粉播散的地区才会发病，脱离了这个地区，一切症状都会迅速消失。这种同一患者在特定地区发病的规律在其他疾病也是极少见的。因此，只要了解患者发病地区在不同季节的植物分布情况和花粉播散情况，就可大致推测患者的可能致敏花粉。我国已有全国主要城市风媒致敏花粉的普查资料，对于帮助确定花粉症患者的致敏花粉十分有用。

过敏反应只发生于有特应性体质的人，所以同样暴露于致敏花粉，只有具有遗传特应性的人才会发生花粉症。

## 44. 哪些花粉可以引起花粉症？

花粉是种子植物的雄性生殖细胞。花粉的播散主要靠两条途径，一条途径是靠昆虫传播，称为虫媒花；另一种途径是靠风力传播，称为风媒花。

提到花粉过敏，很多人会想到那些有花瓣、花蕊的花朵，因此生活中不敢养花，不敢买花，不敢去花店。然而，这类花往往都是虫媒花。虫媒花通过"色、香、味"来吸引昆虫替他们传播花粉。常见的传粉昆虫有蜂类、蝶类、蛾类、蝇类等。这类昆虫来往于花丛之中，或是以花为栖息场所，或是采花粉、花蜜作为食料，或是在植物上产卵。在这些活动中与花接触，将花粉粘在身上并传播出去。虫媒花的花粉比较黏、颗粒重、数量也相对较少。

风媒花无色、无香、无味，以风为媒介将雄性花的花粉播散出去。风媒花花粉产量多、重量轻，因而可以随风飘扬至远方。从雄性花飘散到空气中，再随机落到另外一朵花的雌蕊上，完成它的生殖"使命"。

风媒花和虫媒花都可能引起花粉症，但是只有风媒花粉可以造成花粉症的流行。这是因为能引起花粉症流行的植物必须具备花粉产量多、重量轻、体积小、适应力强，能在各种条件下生长繁殖并在一定时间内成为优势植物的特性。只有风媒花能符合这些要求。如向日葵是虫媒花，它也能引起花粉症，但是不能造成花粉症的流行。

我国主要致病花粉有蒿属花粉、向日葵、大麻、梧桐、蓖麻、苋属植物、葫属植物、杨树、榆树的花粉等。

## 45. 怎样诊断花粉症？

（1）有明显的季节性：每年如期发作，过期自愈。

（2）有明显的地区性：仅在能够致敏的花粉地区发病，其他地区不发病。

（3）有明显的眼部症状：表现为眼痒、结膜充血、流泪、眼睑水肿等。

（4）可并发花粉过敏性皮炎：表现为颜面、四肢皮肤红疹、瘙痒等。

（5）常有咽部过敏的症状：如干咳等。检查可见咽部黏膜充血、水肿。有时腭（悬雍）垂、会厌及声带黏膜水肿。

（6）常合并过敏性鼻炎，发作期鼻分泌物涂片和/或结膜刮片/痰涂片中嗜酸性粒细胞阳性或鼻分泌物涂片中肥大细胞（嗜碱性粒细胞和杯状细胞）阳性，也可合并过敏性哮喘等。

（7）花粉过敏原皮肤试验阳性，鼻黏膜激发试验阳性，眼结膜或支气管激发试验阳性。

（8）血清花粉特异性 IgE 抗体阳性或呈高水平。

花粉症患者可能同时对屋内尘土、螨、真菌等常年性过敏原敏感，从而表现出常年性症状。但是在致敏花粉播散季节，症状一般会加重，提示季节性过敏原的存在，通过特异性皮肤试验和其他检测手段，一般不难发现。

## 46. 怎样确定花粉症的致敏花粉？

花粉症的致敏花粉可以根据患者病史提供的发病季节和地区，结合当地的花粉普查资料初步确定范围，然后通过特异性检查予以确证。

特异性试验最常用的是皮肤试验。如果皮肤试验显示阳性反应的花粉与病史提供的发病季节相符合，基本上就可确定该花粉就是患者的致敏花粉。如果皮试的结果与预期的不一致，或皮试不能得出明确的结论，则需要进一步行过敏原激发试验。

花粉过敏原激发试验一般在鼻内进行，可用定量喷雾器喷入花粉过敏原浸液，或用滤纸片蘸取花粉过敏原原液置于一侧下鼻甲前端。如果患者对该花粉过敏原敏感，一般在 1~2 分钟就会出现鼻痒、喷嚏、流涕、鼻塞等花粉症发作的症状。在过敏原激发试验阳性后 1 小时做鼻分泌物涂片可查到嗜酸性粒细胞。

为了排除过敏原激发试验的机械刺激诱发鼻症状的可能性，每次过敏原激发试验前应先用空白过敏原提取液做对照试验，若对照试验在 5 分钟内不出现反应，可接着做过敏原激发试验。对照试验若为阳性结果，则应改用他法进行试验。除了过敏原激发试验外，也可用体外试验检查花粉特异性 IgE。

如果病史不能提供明确的发病季节，无法确定致敏花粉的范围，则可先行筛选试验，即将常见致敏花粉分成若干组，用混合花粉抗原（一般每组包含 10 种花粉抗原）进行筛选，如果有阳性反应，再逐一试验该阳性组中的每一种花粉过敏原，然后用发生阳性皮试反应的单价花粉过敏原做鼻内激发试验以供最后确定。

为防止干扰影响判断，花粉过敏原激发试验应在非花粉症发病季节，患者完全没有鼻部症状时进行。

 ## 47. 花粉症应如何防治？

花粉症的治疗主要分为 3 个方面：隔离过敏原、药物对症治疗、脱敏治疗。

（1）隔离过敏原：既然是致敏花粉导致的症状，我们就需要通过各种环境控制和物理防护的方法，尽量减少接触这些花粉。常用的方法有：①佩戴护目镜、口罩，隔开花粉，减少眼结膜等与花粉的直接接触；②使用花粉阻隔剂；③减少花粉播散季节的室外活动，尤其是中午及午后的外出；④花粉浓度过高期间，注意关窗，配合室内空气净化和加湿；⑤鼻腔冲洗；⑥搬到花粉浓度较低的地区居住。

（2）药物对症治疗：对于有明显症状影响生活的患者，需要接受正规足疗程的药物对症治疗。常用的药物包括口服第二代抗组胺药（如氯雷他定、西替利嗪、依巴斯汀等），以及使用鼻喷糖皮质激素（如布地奈德、丙酸氟替卡松、糠酸莫米松等）。如有明显眼部症状，还需加用人工泪液冲洗、抗组胺类滴眼液、非甾体抗炎药类滴眼液等。如有明显咳嗽甚至喘憋症状，还需要加用口服白三烯受体拮抗剂（如孟鲁司特）、吸入性激素和支气管扩张剂。具体用药方案由医生根据病情决定。需要强调的是，过敏性疾病是一种慢性疾病，会反复发作，并且病情逐渐进展，患者一定要按照医生的要求用药，并用够疗程，定期复查，不断调药，这样才能带来最好的控制效果。

（3）脱敏治疗：在药物对症治疗的基础上，对于能明确过敏原的患者，应当考虑进行脱敏治疗。一般认为，单一花粉过敏的花粉症患者，每年发病时间不长的，适宜用药物对症治疗；而多种花粉过敏，每年发病时间较长的，为求取得较持久疗效，或有咳嗽症状，可能发展为支气管哮喘，或已经有哮喘症状的，应进行脱敏治疗，以防止病情进一步发展。有研究证实，6~14岁对草花粉或伴桦树花粉过敏的儿童，进行脱敏治疗，3年的皮下免疫治疗可以有效预防草花粉、桦树过敏的花粉症儿童发展为哮喘。

三

# 过敏性鼻炎

 **48.** 鼻的结构是怎样的？

　　鼻由外鼻、鼻腔和鼻窦组成。外鼻起着保护鼻腔的作用；鼻窦是头骨的一些空腔，与鼻腔相通。

　　鼻腔被鼻中隔分成左右两部分。鼻腔的范围比外鼻大得多。在它的外侧壁有 3 个隆起的组织，分别称为下鼻甲、中鼻甲和上鼻甲（图3-1）。这些鼻甲使鼻腔的表面积大大增加，有利于它们丰富的血管对

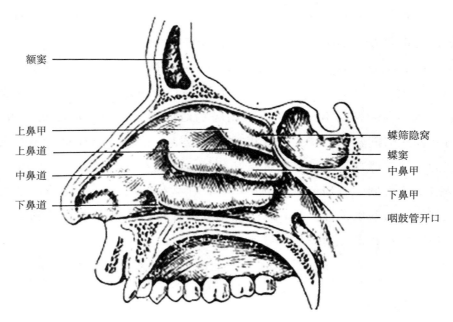

　　额窦
　　上鼻甲
　　上鼻道
　　中鼻道
　　下鼻道
　　　　　　　　　　　　蝶筛隐窝
　　　　　　　　　　　　蝶窦
　　　　　　　　　　　　中鼻甲
　　　　　　　　　　　　下鼻甲
　　　　　　　　　　　　咽鼓管开口

图 3-1　鼻腔外侧壁

吸入的空气进行加温，黏膜的分泌腺和分泌细胞对吸入的空气进行加湿。这样，我们吸入的干冷空气，经过鼻腔的加工就变得温暖和湿润，不至于对下呼吸道产生刺激了。

空气中含有尘埃、细菌等颗粒性物质，它们对呼吸道也能产生不良影响。鼻腔的另一个重要功能就是清除这些物质，使进入下呼吸道的空气变得洁净。空气中的大颗粒性物质进入鼻腔后，先被鼻毛阻挡，然后再由鼻黏膜的黏液纤毛运输系统进行更彻底的清除。黏液纤毛运输系统存在于鼻腔、鼻窦、气管、支气管、咽鼓管、中耳等处。

鼻黏膜由三种细胞组成，即柱状细胞、杯状细胞和基底细胞。其中的柱状细胞又分为纤毛柱状细胞和无纤毛柱状细胞（图3-2）。纤毛柱状细胞的游离端附有许多可活动的小突起，称为纤毛。人类鼻部纤毛的直径只有 $0.3\mu m$，长 $4\sim6\mu m$。鼻腔前部每个纤毛细胞有 $50\sim100$ 个纤毛。纤毛上覆盖着一层由鼻黏膜腺体和杯状细胞分泌的黏液。黏液的上下层密度不同，上层黏稠，下层较稀。纤毛就浸泡在下层较稀的粘液中。纤毛和其上的黏液共同组成黏液纤毛运输系统，保

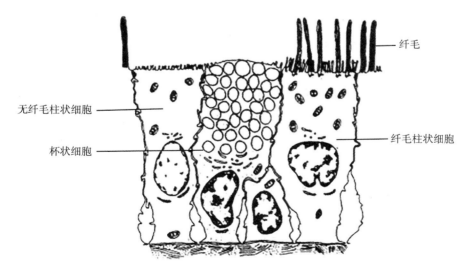

图 3-2　鼻黏膜结构

护着呼吸上皮的洁净。

正常的纤毛在黏液内不停地摆动，称为纤毛运动。纤毛运动有一个快相，它可以把覆盖在其上的黏液向前推动；它还有一个慢相，慢相是继快相后的恢复动作，由于它摆动的速度慢，所以对黏液不起推动作用。纤毛的快相和慢相运动交替进行就可把黏液朝一个方向推进。

外界侵入呼吸器官的颗粒状物质由于有黏液纤毛运输系统的存在，就不能在呼吸上皮停留。它们被黏液粘住，然后靠纤毛运动随黏液一起被清除出去。在鼻腔，纤毛运动的方向是朝向鼻咽部；在鼻窦，是朝向窦口；在气管、支气管是朝向喉部；在中耳和咽鼓管也是朝向鼻咽部。这样，所有侵入上述部位的颗粒异物都可被清除到咽喉部成为痰，再排出体外。黏液纤毛运输系统担负着清理呼吸道异物的作用，所以对保证呼吸系统的健康起着重要作用。

## 49. 什么是过敏性鼻炎？

鼻炎是人们日常生活中常遇到的一类疾病，而过敏性鼻炎占了很大一部分。过敏性鼻炎又称为变应性鼻炎，是由具有过敏体质的患者吸入外界过敏原而引起的，发生部位以鼻黏膜为主，以突然鼻痒、打喷嚏、流清涕、鼻塞等为主要症状，且反复发作，是以体内 IgE 抗体介导为主的 I 型过敏性疾病。

过敏性鼻炎是全球最常见的过敏性疾病之一，影响了世界 10% ~ 40% 人口，中国 18 个主要城市的自报过敏性鼻炎占比为 17.6%。过敏性鼻炎不但对患者的工作、生活质量产生不利的影响，也会加重国家的社会、经济负担。

过敏性鼻炎传统上分为季节性和常年性两大类。根据鼻部症状的持续时间分为间歇性和持续性，同时基于症状严重程度和对生活质量的影响分为轻度和中–重度（表 3-1）。

表 3-1　过敏性鼻炎的分类

| 过敏原类型 | 鼻部症状持续时间 | 症状严重程度 |
| --- | --- | --- |
| 季节性过敏性鼻炎 | 间歇性过敏性鼻炎：持续时间<4 天/周或<4 周/年 | 轻度过敏性鼻炎：症状不影响患者生活质量，包括日常生活、工作、学习等 |
| 常年性过敏性鼻炎 | 持续性过敏性鼻炎：持续时间≥4 天/周或≥4 周/年 | 中-重度过敏性鼻炎：症状导致患者生活质量严重下降 |

## 50. 过敏性鼻炎的病因有哪些？

（1）遗传因素：过敏性鼻炎患者具有特应性的体质，通常为家庭聚集性，如患者家庭成员多有哮喘、荨麻疹、过敏性结膜炎或药物过敏史。

（2）鼻黏膜易感性：过敏性鼻炎患者鼻黏膜中肥大细胞、嗜碱性粒细胞的数量不仅比正常人高，而且还有较强的释放化学介质的能力。

（3）环境因素：①屋尘螨、粉尘螨，主要生活在床垫、床底、枕头、地毯、家具及绒毛玩具中，如日常生活中有些人抖被子就容易引起过敏性鼻炎。②花粉，随季节、地理位置、温度和植物种类而变化，如某些患者总是在特定花开季节或特定环境中出现过敏性鼻炎。③空气污染。

## 51. 过敏性鼻炎会出现哪些症状？

过敏性鼻炎主要表现为鼻部症状，包括鼻痒、鼻塞、流清涕、打喷嚏等。

（1）鼻痒：鼻内瘙痒，甚至有"虫爬感"，一些患者还伴有咽喉痒等。

（2）鼻塞：可为间歇性或持续性，单侧或双侧，轻重程度不一。

（3）流清涕：流大量清水样涕，有时候可向后流入咽喉。

（4）打喷嚏：一般为阵发性，每次可连续打多个喷嚏，接触到相应的过敏原时可立刻发作。

（5）其他：还有一些患者会出现嗅觉减退、头痛、鼻出血等症状。

## 52. 打喷嚏、流鼻涕是感冒还是过敏性鼻炎？

很多人一遇到打喷嚏、流鼻涕，首先想到就是感冒，但是单纯服用感冒药却无法治愈。打喷嚏、流鼻涕时可不一定就是患了感冒，也有可能是患了过敏性鼻炎。很多患者经常把过敏性鼻炎误认为是感冒，那么两者到底有什么区别？详见表3-2。

表3-2　过敏性鼻炎和感冒的区别

| 症状表现 | 感冒 | 过敏性鼻炎 |
| --- | --- | --- |
| 症状持续时间 | 1~2周 | 有明显的季节性发作，持续数周或数月 |
| 传染性 | 通常具有传染性，尤其是流行性感冒或病毒性感冒 | 不具备传染性 |
| 发热及感染症状 | 可引起发热等感染症状；多为黄绿色黏稠鼻涕，可有咽喉肿痛等 | 无发热；多为清鼻涕，有时会不知不觉流出 |
| 喷嚏 | 打喷嚏，但不会连续打数十个 | 打喷嚏通常是一次可连续打几个到数十个不等 |

| 症状表现 | 感冒 | 过敏性鼻炎 |
| --- | --- | --- |
| 鼻痒 | 无 | 有 |
| 并发症 | 除呼吸道症状外，还会出现发热、肌肉酸痛、关节痛、头痛、乏力等全身症状 | 可能伴随结膜炎、中耳炎等，出现眼痒、鼻出血的症状，同时，由于长期的鼻塞、流涕等，可能造成鼻黏膜薄弱，常常有鼻出血 |

## 53. 过敏性鼻炎是一种局部疾病吗？会不会引起其他疾病？

过敏性鼻炎不仅仅是局部疾病，而应被看作是全身过敏反应在鼻部的表现。如果不及时治疗，往往会引发多种疾病，如支气管哮喘、过敏性结膜炎、慢性鼻窦炎、上气道咳嗽综合征、分泌性中耳炎、阻塞性睡眠呼吸暂停低通气综合征等，严重影响患者的身心健康和生活质量。

（1）支气管哮喘：过敏性鼻炎是支气管哮喘发病的独立危险因素，约40%的过敏性鼻炎患者同时患有哮喘。有研究发现，过敏性鼻炎如及时治疗，部分哮喘也能得到良好的控制。

（2）过敏性结膜炎：过敏性鼻炎患者常出现眼痒、流泪和眼红等过敏性结膜炎症状，尤其是在季节性过敏性鼻炎患者中过敏性结膜炎症状更多见，发病率高达85%。

（3）慢性鼻窦炎：过敏性鼻炎是引起慢性鼻窦炎发病的相关因素之一。过敏性鼻炎不及时、有效控制可发展为急性或慢性鼻窦炎。主要症状为鼻塞、流黏性或黏脓性鼻涕，可有头面部胀痛、嗅觉减退或丧失。

（4）上气道咳嗽综合征：过敏性鼻炎和慢性鼻窦炎是导致儿童和成人慢性咳嗽的常见原因，主要是由于鼻分泌物倒流至鼻后和咽喉等部位，直接或间接刺激引起咳嗽所致。在排除其他相关疾病后，仍找不到咳嗽的病因时，应至耳鼻咽喉科检查是否有过敏性鼻炎。

（5）分泌性中耳炎：部分过敏性鼻炎患者会有耳闷或听力下降的现象。可能是过敏性鼻炎使耳咽管堵塞所致，甚至是鼻涕通过耳咽管进入中耳导致非化脓性炎性疾病所致。

（6）阻塞性睡眠呼吸暂停低通气综合征：俗称"打呼噜"，过敏性鼻炎引起鼻塞等症状，可扰乱正常通气并导致睡眠结构紊乱而引起本病。

综上，过敏性鼻炎可诱发多种疾病，一旦诊断为过敏性鼻炎应及时治疗。

## 54. 如何诊断过敏性鼻炎？

（1）病史：临床病史对于过敏性鼻炎的准确诊断和评估，以及对治疗的反应至关重要。医生问诊的内容包括患者一般情况，工作、生活环境，职业信息，以及患者的个人史和家族史信息。

（2）临床表现：过敏性鼻炎患者最常见的临床表现包括打喷嚏、流鼻涕、鼻塞和鼻痒。常年过敏性鼻炎的患者，其症状可随时发作，且轻重不一，或在晨起时发作，后逐渐减轻。季节性发作的过敏性鼻炎，春、秋季发病最多，表现为症状出现迅速，发病时间由数小时、数天至数周不等，但发作的间歇期正常。

（3）鼻腔检查：①使用前鼻镜检查和鼻内窥镜对患者进行鼻腔检查；②鼻腔分泌物检查；③鼻窦 CT 等检查。

（4）过敏原检测：怀疑过敏性鼻炎的患者应做特异性皮肤试验、鼻黏膜激发试验以及体外特异性 IgE 检测来明确过敏原。

**55.** 如何诊断常年性过敏性鼻炎？

常年性过敏性鼻炎是主要由吸入性过敏原引起的 I 型过敏反应性疾病。过敏发生在鼻腔局部，在一年内任何时间均可发病，症状的轻重随吸入过敏原的量和时间而变化。鼻痒、喷嚏、流涕和鼻塞是常年性过敏性鼻炎最主要的症状。由于鼻塞，患儿常用手掌将鼻尖向上推，以帮助鼻呼吸，久之可在鼻背部形成一个横向的皮肤皱褶，称为过敏性鼻皱褶。鼻长期阻塞使患儿长期张口呼吸，致影响颌骨发育，表现为高弓腭及颧部平坦。肿胀的鼻黏膜压迫血运，可在眼眶下形成灰蓝色的过敏性着色。这些体征都是常年性过敏性鼻炎的表现。

鼻塞和鼻黏膜肿胀压迫所致的嗅神经萎缩可导致嗅觉减退，病程越长，嗅觉减退越明显。有时患者可有眼部症状和腭、咽部痒感，但均较少见，也不如花粉症明显。鼻分泌物中可能查到嗜酸性粒细胞、肥大细胞和杯状细胞，但由于嗜酸性粒细胞增多性非过敏性鼻炎鼻分泌物中也有嗜酸性粒细胞，所以鼻分泌物中查到嗜酸性粒细胞并不是常年性过敏性鼻炎确诊的依据。

阳性皮肤试验反应，血清和鼻分泌物中 IgE 水平升高是常年性过敏性鼻炎诊断的重要依据。部分患者血清 IgE 水平不高，只有鼻分泌物中 IgE 水平升高，这是因为致敏过程发生于鼻局部，IgE 在局部产生之故。特异性皮试和鼻黏膜激发试验是确定过敏原的常用方法。

 **56.** 过敏性鼻炎的治疗方法有哪些？

过敏性鼻炎的治疗原则可概括为"四位一体"，主要包括环境控制、药物治疗、免疫治疗和患者教育。

（1）环境控制：应侧重于避免或减少接触各种过敏原和空气污染物，例如室内除螨、花粉季减少户外运动等。

（2）药物治疗：包括口服或鼻用第二代抗组胺药、口服白三烯受体拮抗剂、鼻用糖皮质激素、鼻腔盐水冲洗等，主要是控制症状，解除痛苦。药物治疗是过敏性鼻炎治疗的主要方法。鼻用糖皮质激素被认为是高效、一线的治疗药物，适用于中-重度过敏性鼻炎伴或不伴持续性症状的患者，能够有效地减轻包括鼻塞在内的所有过敏性鼻炎症状，且无镇静作用，不良反应少。应用良好但有症状者，可以加用其他药物与鼻用糖皮质激素合用。口服抗组胺药物在 1 小时内起效，是临床治疗一线药物，局部用抗组胺药起效更快，对打喷嚏和流清水涕效果很好。抗组胺药物治疗对于控制速发相阶段症状的作用更突出。减充血剂可以与抗组胺药物联合应用，以减轻鼻塞症状。白三烯受体拮抗剂可以应用于伴有鼻塞的哮喘后难治性过敏性鼻炎患者，可以与抗组胺药物联合用于不能耐受其他治疗的患者。

（3）脱敏治疗：作为一线治疗方法，是针对过敏反应性疾病的对因治疗。舌下免疫治疗是一种无创、方便的过敏原特异性免疫治疗新方法，自 20 世纪 80 年代以来在临床实践中得到应用和推广，目前在许多国家（包括我国）用于过敏性鼻炎和哮喘的治疗。脱敏治疗后可以让患者在再次接触过敏原时症状明显减轻，甚至不产生症状。

（4）患者教育：对患者和/或监护人进行过敏性鼻炎治疗方面的宣教是非常必要的，有利于提高患者依从性和优化治疗效果。了解患者信息，建立医务人员与患者之间的沟通和协作关系。对于症状严重的患者，书面的自我管理和急诊方案也很重要。

## 57. 过敏性鼻炎要吃抗生素吗？

过敏性鼻炎是一种鼻黏膜的慢性非感染性炎症疾病，并不是由致病微生物（细菌、病毒、衣原体等）引起的炎症，因此不需要应用抗生素类药物治疗。

## *58.* 过敏性鼻炎用激素治疗安全吗？

有些人了解使用糖皮质激素的一些不良反应，如肥胖、血糖水平增高、血压增高、影响儿童生长发育等，当医生提出应用鼻用糖皮质激素治疗时，会担心这些不良反应发生而拒绝用药。但这些不良反应只有在长期、大量、全身使用（如口服、注射）的情况下才会发生。而鼻用糖皮质激素是局部给药，相较于全身用糖皮质激素是比较安全的。鼻用糖皮质激素的全身生物利用度低，安全性和耐受性良好。长期应用时，只要根据患者年龄选择全身生物利用度低的鼻用糖皮质激素并使用推荐剂量，就不会对人体产生较大的影响。

虽然使用鼻用糖皮质激素比较安全，但是这并不意味着可以随意用药，应该在医生指导下规范用药。

## *59.* 过敏性鼻炎的并发症有哪些？

随着病情的加重及病程的延续，过敏性鼻炎可能会出现一些并发症。

（1）鼻息肉：过敏性鼻炎主要并发症之一，同时还有鼻甲息肉改变、钩突肥大等。

（2）支气管哮喘：不到半数的花粉症患者和部分常年过敏性鼻炎患者会发生支气管哮喘。

（3）中耳炎：由于肿胀或水肿的鼻黏膜与咽鼓管黏膜相连续所致。

（4）鼻窦炎：由于肿胀或水肿的鼻黏膜阻塞在中鼻道和上鼻道的鼻窦开口所致。

## 60. 什么是鼻息肉？与过敏性鼻炎有什么关系？

鼻息肉是鼻黏膜长期水肿而形成的不可恢复的肿物，是过敏性鼻炎的主要并发症之一。在鼻黏膜水肿的早期，如能除去引起黏膜水肿的原因，则水肿消退，可不形成息肉。当引起黏膜水肿的原因不能去除，水肿持续存在，发展到一定程度时，由于重力的关系，会形成一个由较细的根蒂连接的肿物，其包被黏膜，与鼻或鼻窦黏膜连续，即成为息肉。息肉组织形成后一般是不可逆的，纵然除去病因，息肉也不会消失。

中鼻甲、中鼻道、筛窦、上颌窦等部位由于黏膜脆弱，容易发生水肿，是鼻息肉的好发部位。鼻息肉有多发的趋势，也容易在双侧鼻腔发生。

鼻息肉在成年人中多见，常继发于鼻部慢性感染性疾病或过敏性疾病，也见于阿司匹林耐受不良者；儿童囊性纤维病可合并鼻息肉。具体病因至今不明。

鼻息肉的病理变化主要是高度水肿的组织，其中有嗜酸性粒细胞或中性粒细胞浸润。血管和腺体一般较少。息肉被覆的上皮为正常的呼吸上皮，病程长的可转为鳞状上皮。息肉组织中没有神经，所以喷嚏不是突出的症状，息肉以探针触之无痛感。

鼻息肉的主要症状是鼻塞，鼻塞的程度随息肉大小不同而异。息肉很小时，可无明显感觉，或仅有过敏性鼻炎的症状；息肉发展到一定程度时，患者可有鼻内不通畅，有分泌物排不尽的感觉；随着息肉不断增大，鼻塞症状逐渐明显，最终导致鼻完全性堵塞。巨大的鼻息肉可压迫破坏鼻－上颌窦结构，导致鼻根部增宽、双眼分离过远，鼻侧向两旁扩展，形成"蛙鼻"的外观。

鼻息肉中一般血管较少，故常呈灰白色或浅红色，恰如剥皮的葡萄或荔枝，在鼻镜观察下为葡萄状的灰白色组织，可以单发也可以多发，以针探之可以推动，其质地柔软，无痛感。鼻息肉堵塞鼻窦窦口时，从 X 线片上可发现鼻窦炎的改变。鼻窦内的息肉也可在 X 线片上显示。

## 61. 什么是过敏性鼻窦炎？与过敏性鼻炎有什么关系？

过敏性鼻窦炎是发生于鼻窦的过敏性炎症。它一般与过敏性鼻炎伴发，也可单发。病变可限于一个鼻窦，也可以波及多个鼻窦。它与化脓性鼻窦炎的区别是没有化脓性炎症，但它也可并发化脓性病变。儿童发病率高，特别是 6~10 岁的儿童。发病常与扁桃体、腺样体和呼吸道其他部位的过敏反应或非过敏反应病灶有关。成人慢性鼻窦炎经久不愈者多有过敏因素。

过敏性鼻窦炎的病理改变与过敏性鼻炎基本相同。主要是黏膜水肿，分泌腺增生，分泌活动增强和黏膜内的嗜酸性粒细胞浸润。但是，鼻窦黏膜发生极度水肿的可能性较鼻腔黏膜大得多。例如，过敏性上颌窦炎的鼻窦黏膜水肿可以发展到把整个上颌窦腔充满的程度。水肿的黏膜把窦口堵塞时，还可以继发窦内渗出和感染。黏膜病变的特征是发生得快，消失得也快。堵满鼻腔的极度水肿的黏膜可以在几小时内水肿消退得无影无踪，从 X 线片上可看到黏膜完全恢复到正常的厚度。

过敏性鼻窦炎属 I 型过敏反应性疾病，过敏原与过敏性鼻炎相似，也以吸入物为主。它也可由食物过敏引起，有些患者的发病与感染灶有关，特别是鼻窦本身或附近组织如扁桃体、牙、咽部等的感染灶。

过敏性鼻窦炎的主要症状是鼻塞和鼻漏。鼻塞常是经常性的，这主要与鼻腔黏膜的肿胀和腺样体肥大有关。儿童患者因鼻腔阻塞而张口呼吸、习惯性向上推鼻尖，出现面部表情呆板、面色苍白、鼻尖上翘、鼻背出现皱纹（过敏性鼻皱褶）等，称为过敏性面容。患儿还可表现食欲减退、体重减轻、学习成绩下降等。水肿的鼻窦黏膜堵塞鼻窦窦口时，可出现头痛。鼻分泌物一般增多，性状呈水样或黏性，其中有大量嗜酸性粒细胞。如果鼻窦窦口堵塞，窦内空气吸收后产生真空，则分泌物可呈血性。并发感染时则转为脓性，此时患者可发烧，并有头痛。

鼻窦 X 线检查是诊断过敏性鼻窦炎的主要依据。鼻窦的主要改变是窦内黏膜肿胀、增厚和窦腔积液。它与化脓性鼻窦炎的主要区别是，后者的 X 线表现比较恒定而前者则多变。当鉴别诊断有困难时，可行上颌窦穿刺吸取分泌物做检查，化脓性鼻窦炎的鼻窦分泌液中含有大量中性粒细胞，而过敏性鼻窦炎则有大量的嗜酸性粒细胞。

由于过敏性鼻窦炎的过敏原常与过敏性鼻炎相同，所以治疗原则也一样，在治疗过敏性鼻炎时常常也就治疗了过敏性鼻窦炎。凡经保守治疗无效者，应处理原发病灶，特别是扁桃体和腺样体病灶。但是，过敏性鼻窦炎的治疗又较鼻炎的治疗复杂，因为它还有一个保持窦口引流通畅的问题。一般过敏性鼻窦炎经过治疗黏膜水肿消退后，窦口多能开放，不构成重大问题；已经发生窦口堵塞、并发感染或窦口黏膜已发生不可逆性改变，通过保守治疗不能恢复通畅者，要考虑手术治疗。手术的目的在于保证窦口通畅引流，因此应力求简单，只除去堵塞窦口的不可逆性病变组织即可，可以恢复的窦腔黏膜应予保留。

## 62. 积极治疗过敏性鼻炎有什么意义？

全球过敏性鼻炎患者人数估算为 5 亿以上，高达 40%过敏性鼻炎患者可合并哮喘。过敏性鼻炎和哮喘之间的联系很密切。过敏性鼻炎的发生原因是过敏原引起的鼻腔过敏反应，属于上气道炎症反应。过敏性哮喘是由过敏原引起的下气道的炎症反应。上、下气道炎症反应具有相似性，并相互影响，被形容"同一个气道，同一疾病"。

过敏性鼻炎不仅可以引发哮喘，也常使哮喘难以控制和管理。很多证据表明，过敏性鼻炎及时治疗后，部分哮喘也能得到良好的控制。因此，当过敏性鼻炎的炎症局限于上呼吸道时，应积极采取有效的治疗措施以防止其发展为哮喘。这些措施包括特异性免疫治疗、药物治疗。另外，过敏性鼻炎患者还要积极进行自我防护——避免接触过敏原、冲洗鼻腔、适当锻炼。

## 63. 过敏性鼻炎会引起过敏性结膜炎吗？

经常有患者就诊时告诉医生，自己患有过敏性鼻炎，最近眼睛也非常痒，是不是因为过敏性鼻炎引起眼睛过敏了。这是大多数患者的一种想法，过敏性鼻炎真的会引起过敏性结膜炎吗？

首先我们要了解过敏性结膜炎是什么。过敏性结膜炎是眼部接触到一些过敏原而引起的眼部疾病，可有眼部发红、发痒、流泪等症状，过敏原包括花粉、灰尘、螨虫等。而过敏性鼻炎是鼻黏膜接触过敏原所引发的一系列过敏反应性疾病，可有鼻痒、喷嚏、流涕、鼻塞。不难看出，过敏性结膜炎和过敏性鼻炎一样，都是由接触过敏原引发的过敏反应，所以，并不是过敏性鼻炎引起了过敏性结膜炎。

对于过敏而言，如果眼痒或揉眼等症状较重，可以采取局部冷敷的方法，减轻过敏的刺激症状，也可以把治疗用的眼药水放在冰箱冷藏后使用，这样效果更好。

## 64. 过敏性鼻炎为什么会反复发作？

过敏性鼻炎会反复发作，主要是因为在平时生活中经常接触一些过敏原，患者没能很好避免或回避与过敏原的接触。此外还可能是因为患者没有接受正规治疗，或者是没有坚持规范化的治疗，导致过敏性鼻炎没有被控制到一个良好的状态，进而造成了过敏性鼻炎的经常反复发作。

**65.** 过敏性鼻炎自我按摩治疗有哪些？

过敏性鼻炎主要症状包括流涕、喷嚏、鼻塞、鼻痒，可影响患者生活质量。患者在日常生活中除了服用药物治疗外，还可以通过按摩穴位的方法来缓解症状。常见按摩疗法及穴位（图3-3）如下。

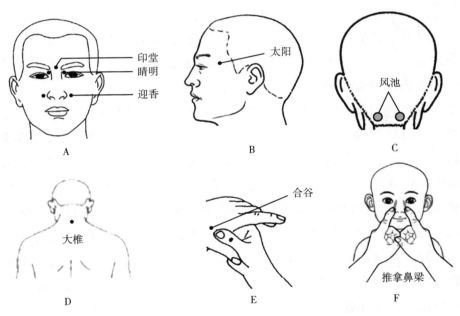

图3-3 过敏性鼻炎按摩穴位

（1）按揉迎香：迎香位于鼻翼两旁、鼻唇沟中。以两手中指或示指指腹分别按于同侧迎香，按揉1分钟，以酸胀为佳。

（2）按压睛明：睛明位于目内眦角稍上方凹陷处，用两手示指指腹分别按于同侧睛明，约1分钟。

（3）揉印堂：印堂位于两眉头连线中点。揉印堂，1~2分钟。

（4）按压太阳：太阳在耳郭前面，前额两侧，外眼角延长线的上方。用两手示指指腹分别按在同侧太阳，约1分钟。

（5）按揉风池：风池在头额后面大筋的两旁与耳垂平行处。用两手拇指分别按于同侧风池，其余四指附于头的两侧，按揉约1分钟。

（6）横擦大椎：右手手指并拢，横擦大椎，以局部发热为准。

（7）按压合谷：以一手拇指按于对侧的合谷，两侧各按揉约1分钟。

（8）上推鼻旁：以两手示指指腹分别按在同侧鼻翼旁，适当用力沿鼻两侧上推至眼部，反复操作约半分钟。

##  66. 过敏性鼻炎的预后和预防需要注意什么？

过敏性鼻炎虽然尚不能根治，但通过长期、正规的综合治疗，其症状可得到良好控制，并改善患者的生活质量。

过敏性鼻炎的预防可以分为3个级别。①一级预防：针对过敏高危人群，但尚未出现致敏的状况；②二级预防：针对已有过敏原致敏，但尚未发病的个体；③三级预防：意味着对已发病的过敏性鼻炎或哮喘进行治疗的策略。

目前已发表的大多数研究结果来自三级预防，对环境控制有较多争议。另外，有人认为预防或早期治疗过敏性鼻炎有助于防止哮喘的发生或减轻下呼吸道症状的严重程度。

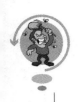

# 四

# 哮　　喘

## 67. 什么是哮喘？

哮喘是支气管哮喘的简称，是一种常见病。哮喘是一种慢性气道炎症性疾病，其症状主要是喘息、气促、胸闷和咳嗽等。哮喘的诱发因素包括运动、过敏原或刺激物暴露、天气变化或呼吸道感染等。当接触以上刺激时，气道就可以发生水肿、痉挛和收缩、黏液分泌增多。这种对刺激的高反应性所致的气流受限是可逆的，即可以自行或经过治疗以后恢复（但有些人不能完全恢复）。若哮喘治疗及时而且得当，炎症就可以长时期减轻或被控制，症状也就不明显。但某些人也常由于某些原因而再发，即具有反复发作的特点。因此了解和认识哮喘，正确地自我监测和管理，合理治疗，对每一个哮喘患者都将是十分必要的。

## 68. 哮喘的发病情况如何？

哮喘是儿童期最常见的慢性呼吸系统疾病。近 30 年来，我国儿童哮喘患病率呈明显上升趋势，1990 年、2000 年和 2010 年我国 14 岁以下儿童哮喘累积患病率分别为 1.09%、1.97% 和 3.02%。国内成人哮喘问卷调查显示，我国 20 岁及以上人群哮喘现患率已达 4.2%。截至 2005 年，全世界大约有 3 亿人患哮喘，占全球人口的 5%。预计，到 2025 年，全世界哮喘患者将增至 4 亿多人。

据调查，人口城市化和生活方式西化是导致哮喘患者人数激增的主要原因，特别是在发展中国家，哮喘在城市的发病率远远高于农村，许多人都知道哮喘急性发作时要去医院治疗，但往往忽视其疾病缓解期的长期规范诊治，以致哮喘在亚太地区有极高的发病率和死亡率。

## 69. 什么是过敏性哮喘？

过敏性哮喘又称变应性哮喘或特应性哮喘，是一类由花粉、动物皮屑、尘螨等过敏原引发的，以特异性免疫球蛋白 E（sIgE）水平升高为主要特征的慢性过敏性疾病。过敏性哮喘是支气管哮喘的重要类型，占支气管哮喘的 60%~80%。世界各地大多数哮喘流行病学调查均显示，过敏性哮喘的发病率高于非过敏性哮喘。

引起哮喘发病和触发哮喘症状的过敏原多达数百种，新的过敏原也陆续被发现。根据进入人体的方式，过敏原主要分为吸入性和食物性，如尘螨、花粉、真菌、猫毛、狗毛、蟑螂、鱼虾、鸡蛋、水果、牛奶、花生、豆类、坚果等。

## 70. 世界哮喘日是哪一天？

世界哮喘日是由世界卫生组织推出的一个纪念活动，其目的是让人们加强对哮喘病现状的了解，增强患者及公众对该疾病的防治和管理。1998 年 12 月 11 日，在西班牙巴塞罗那举行的第二届世界哮喘会议的开幕日上，全球哮喘病防治创议委员会（GINA）与欧洲呼吸学会代表世界卫生组织提出了开展世界哮喘日活动，并将当天作为第一个世界哮喘日。从 2000 年起，每年都有相关的活动举行，但此后的世界哮喘日改为每年 5 月的第一个周二，而不是 12 月 11 日。

每一年的世界哮喘日都会选择一个主题。世界哮喘日的宗旨是使人们意识到哮喘是一个全球性的健康问题，宣传已经取得的科技进步，并促使公众和有关当局实施有效的管理方法。

## 71. 人的呼吸道是什么样的?

呼吸道是气体进出肺的通道，因此通常称为气道。呼吸道是肺泡里的气体（肺泡气）与体外气体（主要指周围环境的空气，也包括通过氧气瓶或呼吸机等装置吸入的氧气或混合性气体）进出肺泡，进行交换的通道。

医学上把整个呼吸道（包括肺泡）分为上呼吸道和下呼吸道两部分，一般以环状软骨（喉结的下方）下缘为分界。其上，包括鼻、咽、喉（声带）及其邻近器官，例如扁桃体、鼻窦，属于上呼吸道；其下，包括气管、支气管及肺，属于下呼吸道（图 4-1）。

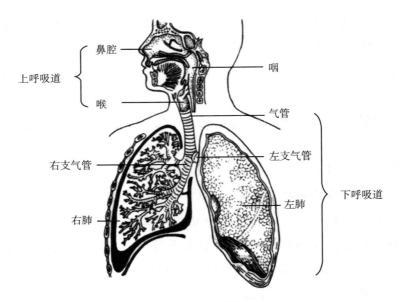

图 4-1　呼吸道

（1）上呼吸道：鼻，包括外鼻、鼻腔和鼻窦，是呼吸道的前沿阵地。外鼻的前端开阔部分叫鼻前庭，其内有鼻毛，正常情况下它对吸入气起过滤作用，阻止空气中的粉尘和有害微生物随空气进入呼吸道。鼻的外侧壁有上、中、下三个鼻甲，黏膜分布着丰富的血管，对吸入空气起加温和加湿的作用，因此不管外界的空气多干、多冷，经正常的鼻黏膜，到了气管以下均变成37℃，相对湿度100%的气体。

在病理情况下，上呼吸道的结构与呼吸道炎症和哮喘等疾病的关系非常密切。首先，鼻黏膜含有丰富的浆细胞和肥大细胞，这些细胞与过敏性疾病的关系非常密切，如果您有过敏体质，吸入的空气里又含有某种过敏原，首当其冲的鼻子就很容易发生过敏性鼻炎。其次，若反复发生过敏性鼻炎或其他类型的鼻炎，便可使鼻甲肥大，鼻通道变窄，导致鼻塞，严重者可引起张口呼吸。张口呼吸时，吸入空气的大部分，甚至全部空气，改道经口腔进入下呼吸道。这时吸入的干冷空气因未被鼻腔黏膜加温、加湿，因而对下呼吸道造成了不良的刺激，这对哮喘患者极为不利，容易激发哮喘。最后，鼻窦的开口位于鼻腔的侧壁，若鼻窦存在感染性炎症，其分泌物流入鼻腔，甚至下呼吸道，这不但可引起慢性支气管炎，而且可对支气管黏膜形成不良的刺激，诱发哮喘。

（2）下呼吸道：气管和支气管像一棵倒立的大树（图4-2），气管像树干，分出左右两大杈，即为左右主支气管，分别组成左肺（又分左上叶和左下叶）和右肺（分为右上叶、右中叶和右下叶）。气管的长度10~13cm，体表定位相当于第6颈椎至第5~6胸椎之间。人在呼吸过程中，支气管的管径略有变化，吸气时稍有扩张，在吸气的状态下管径>2mm者称为大气道，包括肺叶和肺段支气管；≤2mm者称为小气道，包括亚段以下的支气管和细支气管。有些人把大气道误认为是上呼吸道，实际上大气道是下呼吸道的一部分。小气道管腔狭细，管壁菲薄，又无软骨支撑，易扭曲陷闭，一旦发生炎症，更易为黏液阻塞，发生小气道病变。小气道也是慢性支气管炎、肺气肿等疾病的病变部位。

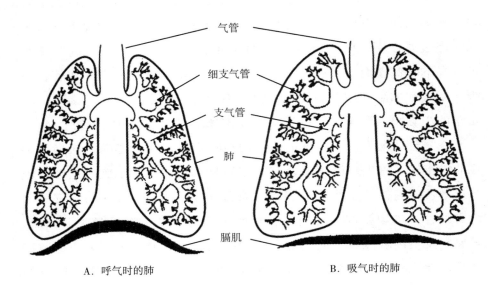

图 4-2  人体气管–支气管树示意

气管、支气管受双重神经管制，迷走神经使其收缩，交感神经使其舒张。支气管末梢的分支极多，肺泡数量极大，估计每侧肺有 3 亿个肺泡，作为气体交换场所的肺泡表面积达 $40 \sim 80 m^2$，约为成年人体表总面积的 40 倍。

## 72. 呼吸系统的防御机制是如何发挥作用的？

呼吸系统与体外环境相通，成人在静息状态下，每天约有 10 000L 的气体进出呼吸道。吸入氧气，排出二氧化碳，这种气体交换是肺最重要的功能。在呼吸过程中，外界环境中的有机或无机粉尘，包括各种微生物、蛋白变应原、有害气体等均可进入呼吸道及肺引起各种疾病，因而呼吸系统的防御机制至关重要。呼吸器官的防御机制主要分为两部分，一部分是天然存在的（非特异性防御机制），另一部分是后天获得的（特异性防御机制）。

（1）非特异性防御机制：该机制是天然存在的。例如鼻毛、喷嚏、流涕可以阻止较大的颗粒进入鼻腔；气管、支气管的上皮细胞具有机械屏障作用；咳嗽及气管、支气管黏膜上皮的纤毛运动，可将外来物质排出体外；呼吸道分泌液中含有多种抗微生物的物质；肺泡内的巨噬细胞具有对异物的吞噬及解毒能力，这些非特异性防御对呼吸道形成了第一道防线。

（2）特异性防御机制：该机制是后天机体经过外界各种抗原物质攻击而形成的免疫反应，又分为体液免疫和细胞免疫两种。体液免疫是借助于体液及分泌液中各种免疫球蛋白来实现的；细胞免疫则是借助于抗原攻击后产生的致敏性 T 淋巴细胞来实现。

以上所说的各类免疫，都有其特定的作用，它们互相配合，互相协同、互补成为一个完整的免疫体系。当然在一定条件下还有互相制约的作用，同时它们又和全身的免疫系统息息相关，共同保持机体的健康状态（表 4-1）。

**表 4-1　呼吸系统的防御机制**

| 防御功能 | 构成 | 作用 |
| --- | --- | --- |
| 非特异性防御机制 | 1）解剖结构及生理因素：鼻前庭皮肤及鼻毛、黏膜及黏液纤毛清除系统、喷嚏及咳嗽反射<br>2）体液因素：鼻、气管、支气管分泌物，肺泡表面活性物质，溶菌酶，干扰素<br>3）细胞因素：肺泡巨噬细胞、中性粒细胞、单核细胞<br>4）其他 | 屏障作用；清除微生物抗原及颗粒物质等；解毒作用；保温、保湿作用； |

续　表

| 防御功能 | 构成 | 作用 |
| --- | --- | --- |
| 特异性防御机制 | 1）体液免疫：分泌性 IgA、IgA、IgG、IgM、补体<br><br>2）细胞免疫：巨噬细胞、淋巴细胞、其他 | 屏障作用；自身稳定；免疫监视；破坏和抑制微生物；中和毒素；免疫记忆；过敏反应； |

 **73.** 小气道病变是什么？

　　小气道指的是支气管内径<2mm 的气道。小气道病变主要由于炎症、烟尘、异物刺激，过敏反应等引起。小气道易于受损的原因是：①管腔纤细，易致狭窄和阻塞；②管壁薄，炎症易波及管壁全层和气道周围组织；③软骨缺如，气道易扭曲、变形；④小支气管内纤毛减少或消失，气流速度减慢，浮游在其中的微生物、尘埃或微粒不易被清除出去，而沉积在支气管黏膜上造成黏膜损伤。

　　小气道病变主要表现为：管腔阻塞、黏膜损伤、炎症细胞浸润、杯状细胞增多（黏液性分泌物增加），平滑肌肥厚和痉挛、结缔组织增生。哮喘也是一种小气道病变。

 **74.** 哮喘的自然病程是怎样的？

　　哮喘可以在任何年龄发生，30%的患者在 1 岁时有症状，80%～90%的患者首次症状发生在 5 岁前，其病程及以后的严重程度很难预测，多数为轻中度，少数发展为严重难治性哮喘。轻中度患儿预后尚可，有长期研究指出 50%哮喘患儿在 10～20 岁时症状缓解，但成人后还有可能发作。有 95%的严重哮喘并经常住院者转为成人哮喘，此时气道的高反应状态何时消失并不清楚。而哮喘患者的死亡多与诊断不及时、救治不力有关。

**75.** 哮喘会遗传吗？

哮喘是一种家族聚集性很明显的遗传病，但它属于多基因病，环境因素也起重要的作用，因此遗传只决定过敏体质，即是否容易对各种环境因素产生过敏反应，是否属于哮喘的易感人群，但不能决定一定会发病。对各种过敏原的"易感"是发生哮喘的关键因素，是内因，但不是哮喘发病的唯一因素。引起哮喘发病还必须有环境因素，如过敏原和激发因素。

哮喘实际上是主要发生在气道的过敏性炎症，而过敏反应是因免疫功能异常所造成的。许多现象都提示过敏性疾病与遗传密切相关，哮喘也不例外。很多有过敏体质的患者，他们的一级亲属发生各种过敏性疾病（包括过敏性哮喘、过敏性鼻炎、花粉症、婴儿湿疹、荨麻疹等）的机会，比其他无过敏体质的家庭成员高得多。就哮喘而言，许多哮喘患者的祖孙三代，甚至四代均有人患哮喘。有研究报道，对150名确诊的哮喘患者进行了问卷调查，其三代成员共1775人，哮喘患病率高达18.3%，接近一般人群的20倍。国外也有报道哮喘家族的哮喘患病率高达20%~45%。

遗传因素在哮喘的发病中起十分重要的作用，但并非所有具备遗传因素者都会发生哮喘。即父亲或母亲患哮喘的同一个家庭中，兄弟姐妹数人，并非每人都发生哮喘。环境因素，如吸入各种过敏原、呼吸道病毒和细菌感染、吸烟和空气污染等外因的作用也不能忽视。后者在哮喘发病和加剧哮喘发病中，往往起触发和推波助澜的作用。因此努力减少或避免各种可能触发哮喘的不良外因，在预防哮喘发作和减轻发作症状等方面都很重要，如居室、生活和工作环境的清洁卫生，戒烟，积极预防和及时治疗呼吸道感染等，在哮喘综合防治中不容忽视。

既然哮喘具有遗传因素，那么是不是出生后很快就发作哮喘呢？不一定，其发作规律目前还不很清楚。下一代可以在出生后的婴幼儿期即发病，也可以到了成年后才发病，也可以在第三代才出现哮喘患者，即所谓隔代遗传。

## 76. 诱发哮喘的原因有哪些？

　　哮喘的诱发因素包括运动、过敏原或刺激物暴露、天气变化或病毒性呼吸道感染等。

　　（1）运动：多数患者在持续运动后诱发哮喘、咳嗽及胸闷，剧烈的长跑更易促使潜在性哮喘发作。

　　（2）过敏原或刺激物暴露：①呼吸道，如尘螨、花粉、霉菌、宠物皮屑等，此外，陈旧的羽毛、蚕丝、羊毛、煤气、汽车尾气、油漆、地毯等均可成为过敏原。②消化道，如牛奶、鸡蛋、鱼、虾、蟹、花生、黄豆、巧克力、水生贝壳类动物等。

　　（3）病毒性呼吸道感染：呼吸道病毒感染是婴幼儿喘息的最常见原因，部分病毒感染引起的婴幼儿喘息与儿童期发生哮喘的风险增加有关。

　　（4）药物：很多药物都有可能诱发哮喘。常见的药物是阿司匹林。

　　（5）精神因素：患者情绪激动、紧张不安等，也可能会诱发哮喘。

## 77. 运动也能诱发哮喘吗？

　　每一个人在一生中都需要有各种各样的活动，诸如走路、骑车、游泳、爬山、跑步、做操以及日常生活中的家务劳动等，这些体力活动对人都是一种锻炼。类似上述这些活动是一般人都可以承受的，但有些人则由于运动引起哮喘，这就叫做运动性哮喘。大多数有哮喘或过敏性鼻炎的患者，在持续运动后都可以出现不同程度支气管收缩的表现，有的人肺功能指标有所下降或出现肺部哮鸣音，尤其是某些儿童或青年人，运动可能是引起哮喘的唯一因素。一般来说，并不是每一种运动都可以引起哮喘，持续剧烈的长跑最容易引起哮喘，而慢跑和骑车则较少出现哮喘，游泳则大多不引起哮喘。运动性哮喘一般在停止运动后的 10～15 分钟内出现，休息后可逐渐缓解，但亦可持续 1 小时以上，并导致严重的哮喘发作。如在哮喘缓解后的 2 小时之内再重复运动，则不至于使哮喘复发，经过较长一段时间休息后（如哮喘缓解 3 小时以上）再重复运动，则哮喘又可发作。

## 78. 运动性哮喘是如何发生的？

运动性哮喘的原因不很明确，可能和肺中释放过敏介质有关。当运动（特别是长跑）时，过度通气的机械刺激或散热及失去水分使气道受到干燥及冷空气的刺激，导致过敏介质的释放，这种介质作用在高反应性的支气管壁上，就导致哮喘。运动性哮喘的诊断是有一定困难的，因为一般误认为在运动后的哮鸣音是"气急"的表现。故凡在运动后有哮鸣音、咳嗽、胸闷或不能耐受大运动量者，都应该怀疑有哮喘存在，并应进一步检查肺功能。家族中有哮喘者，本人有过敏性疾病，如过敏性鼻炎、湿疹等则更应进一步询问在剧烈运动后是不是有上述症状，并根据情况做运动耐量试验和肺功能检查，以便确诊和及时医治。

## 79. 食物能引起哮喘吗？

我们生活在世上，每天都离不开食物。有些食物如水果中的桃、草莓、香蕉，米面、玉米，蔬菜中的白菜、韭菜、芹菜、香菇等，还有各种肉类如鱼、虾、蟹、猪肉、牛肉、羊肉及其他许多食物（如牛奶、鸡蛋），可以在不同的人中引起过敏反应。食物过敏症状最常见的是消化不良、腹痛、腹泻、荨麻疹、喉水肿及头晕、失眠、倦怠等，也有一部分人可表现为鼻炎、慢性咳嗽及哮喘。一般来说，婴幼儿及儿童食物过敏机会多，随年龄增长由食物引起哮喘者就会减少。好多种食物都是生食容易致敏，而经过加热后往往抗原性不强，较少引起过敏反应。为了防止食物引起哮喘，建议食用牛奶、鸡蛋时，煮沸时间应适当延长，以使蛋白质的抗原性降低。儿童饮食尤应多加小心，多吃些容易吸收和消化的食物，不要吃得过咸、过酸、过甜。

## *80.* 哮喘和季节的变化有没有关系？

许多哮喘患者对天气的变化非常敏感，影响天气的因素包括气压、气温、风力和风向、湿度、降水量等。

（1）气压：气压低往往使哮喘患者感到胸闷、憋气。气压低诱发哮喘发作的原因尚不清楚，可能是低气压使飞扬于空气中的花粉、灰尘及真菌孢子沉积于近地面空气层，增加患者吸入机会之故。气压突然降低可使气道黏膜小血管扩张、充血，渗出增多，管腔内分泌物增加、支气管腔变小、支气管痉挛而加重哮喘。南方初春的黄梅季节就是气压较低、湿度又大的季节，哮喘发病也增加。

（2）气温：温差的变化对哮喘发作的影响尤其重要。冷空气侵袭往往发生于季节变化时刻。如华东地区的秋季日平均气温从25℃逐渐下降到21℃时，哮喘发作的患者明显增多。初冬季节，寒潮到来，气温突然下降，温差迅速增大，哮喘发作者猛增。在秋天，空气中的花粉要比春季少得多，这时螨类数量虽增加，但气温和湿度并不适合它的大量繁殖。由此可见，哮喘患者症状在秋天发作的原因用冷空气刺激具有高反应性的气道来解释，似乎比用螨或花粉致敏的作用来解释更合理些，这也说明哮喘患者对气温的变化特别敏感。

（3）风力和风向：①风力，与哮喘发作的关系主要有两方面。a. 风力强，空气流动快常导致气温的下降。若在秋天或初冬，必定会增加对气道的冷刺激；b. 强风时增加了气道的阻力，使本来存在呼气性呼吸困难的哮喘患者更加感到出不来气。因此，我们常常劝告患者在强风时尽量不要出门，要带洁净的口罩，而且应尽可能背风而行，不要迎风跑步。②风向，常常与空气的湿润度有关，初冬时主要刮来自西伯利亚的西北风，途经沙漠地带，因此特别干燥，这对哮喘患者极为不利，因为哮喘患者的气道比正常人更需要温暖和湿润。

（4）湿度和降水量：可直接影响哮喘患者气道的湿润度。正常人的气道必须有一定的湿润度，但过于潮湿的空气和环境有利于真菌的繁殖，增加了空气中过敏原的密度，对哮喘患者不利。

（5）其他：空气离子浓度对哮喘的发作也有一定关系。一般情况下，空气中的阳离子多于阴离子。空气中的阳离子可使血液碱化，致支气管平滑肌收缩，对健康人和哮喘患者均不利，而阴离子可使支气管纤毛运动加速，使支气管平滑肌松弛，可缓解哮喘的发作。对于正常人来说，阳离子与阴离子的作用基本处于平衡状态，但当气候变化使空气中阳离子浓度增加时，气道处于高反应性的患者就容易发作哮喘。相反，如果1立方厘米空气中含有10万~100万个阴离子时就具有防治疾病的作用。国内外已有人应用阴离子发生器来改善环境气候，防治哮喘等疾病。

总之，了解气候因素对哮喘发病的影响后，哮喘患者就应尽量避免各种不良因素的刺激。在春秋哮喘的好发季节到来之前，就应及时采取各种相应的防治措施，以预防和减少哮喘的发作次数，减轻症状的严重程度。

**81.** 职业性哮喘是什么？

职业性哮喘是指过敏体质的工作人员接触职业环境中的致喘物引起的哮喘。典型的职业性哮喘表现为工作期间或工作后出现咳嗽、喘息、胸闷，可伴有过敏性鼻炎、过敏性结膜炎等症状。症状的发生与工作环境密切相关。职业性哮喘是一种典型成年发病的哮喘，大约10%成人哮喘患者与职业性因素有关。

 **82.** 职业性哮喘是如何发病的？

工作环境中引起哮喘的物质，称为职业性致喘物。据统计，迄今为止大约有360种职业性致喘物，广泛分布于工农业生产各个部门，根据来源和特性，主要分为两大类：职业性高分子量致喘物和职业性低分子量致喘物。①职业性高分子量致喘物：包括蛋白水解酶、蚕丝、木尘、谷物粉尘、蓖麻、棉尘、亚麻、皮毛、羽绒、咖啡豆、蜂王浆、阿拉伯胶、真菌、蘑菇等。②职业性低分子量致喘物：包括异氰酸酯类、金属类、药物（青霉素、螺旋霉素、磺胺类药等）、酸酐类（邻苯二甲酸酐等）、胺类（乙二胺、三乙基四胺、对苯二胺等）等。

职业性哮喘从接触致喘物到发病往往有一定的潜伏期。潜伏期的长短取决于其发病机制、暴露及接触的频度等。潜伏期通常数周到数年不等，有数小时发作者，如一次吸入高浓度刺激性气体可24小时内发病；也有数十年发作者，如养蚕工潜伏期有的可达40年。

哮喘发作前往往有打喷嚏、流涕、眼痒、流泪、干咳或胸闷等前驱症状。随后出现喘息、呼气性呼吸困难、胸闷或咳嗽，通常工作中或夜间突然发作，初起时咳嗽往往比哮喘明显，如未及时脱离接触致喘物，则症状于下班后或周末加重。常伴发过敏性鼻炎和过敏性皮炎，也可合并外源性过敏性肺泡炎、慢性支气管炎及慢性阻塞性肺疾病等。哮喘发作往往与直接接触致喘物密切相关，即接触后出现哮喘，脱离接触后症状改变或消失，再接触后可复发。但约有半数患者，即使脱离接触，仍可有哮喘的发作。

## 83. 阿司匹林哮喘是怎么回事？

阿司匹林（乙酰水杨酸）是最常用的非甾体抗炎药，有解热镇痛抗炎作用，也作为抗凝剂广泛用于预防心脑血管栓塞，但是阿司匹林又是诱发药物性哮喘中最常见的药物。部分哮喘患者于服用阿司匹林或其他非甾体抗炎药后数分钟或数小时即诱发剧烈的哮喘，这种对以阿司匹林为代表的非甾体抗炎药的不耐受现象就称为阿司匹林哮喘，又称为阿司匹林三联症。早在 1922 年，肥达（Widal）等首先报道了阿司匹林三联症。1968 年，萨姆特（Samter）和比尔斯（Beers）对该病进行了系统的描述，其主要特点为支气管哮喘、鼻息肉以及阿司匹林不耐受。这些名称只是描述了部分表现，目前临床上更倾向于阿司匹林加重呼吸道疾病。另外，除阿司匹林以外，吲哚美辛、双氯酚酸、氨基比林、非那西丁、保泰松、布洛芬、对乙酰氨基酚等非甾体抗炎药和含非甾体抗炎药的抗感冒药也可能引起阿司匹林哮喘。

## 84. 引起哮喘的常见药物有哪些？

（1）解热镇痛药：如阿司匹林、氨基比林、安乃近、保泰松、非那西汀、吲哚美辛、布洛芬、双氯芬酸等，以及含有此类成分的感冒药均会导致哮喘加重，其中以阿司匹林最为常见。

（2）心血管药物：β 受体阻断药，如普萘洛尔和美他洛尔等。哮喘患者最好避免使用此类药物。另外，利血平、胍乙啶、胺碘酮等也可引起哮喘。

（3）碘对比剂：主要与碘过敏有关。

（4）气雾剂：异丙肾上腺素、色甘酸钠等治疗和预防哮喘的药物，却也可能诱发哮喘。

（5）药物辅料：有些药物含有防腐剂，如亚硝酸氢盐等，也可引起哮喘。

（6）蛋白类制剂：链激酶、糜蛋白酶、各种疫苗和抗毒素血清、口服花粉制剂等。

（7）其他药物：青霉素、磺胺类等抗菌药物，降血糖类药物等。

 ## 85. 哮喘和精神情绪有关吗？

哮喘和精神情绪有密切关系。人体的一切活动都受大脑皮质控制，当大脑皮质处于高度紧张状态时，往往哮喘不发生。例如某一演员有哮喘，她每次上台演出时从来没有发病，而每次发病都是回到家后精神放松或是在睡眠中才出现。当然也有相反的情况，在精神紧张时发作哮喘，我国已有过哮喘演员在演出过程中突然发作哮喘而死亡的病例。另外，在临床工作中曾发现，不少患者的发病是在大地震之后，这当然一方面可能与震后生活不规律，居住条件差，接触过敏原如螨虫、真菌较多有关，但也有一部分是精神因素造成的。儿童哮喘患者由于发病时可得到父母偏爱，为了达到目的以喘来要挟父母，结果却真的喘了起来；还有些患者明确地告诉医生，每当高兴大笑的时候或悲伤哭泣的时候都有哮喘突然发作，说明精神情绪的变化和哮喘有很大的关系，估计这种情况和迷走神经兴奋性有关。因此，哮喘患者应保持良好的精神状态和稳定的情绪。

## 86. 内分泌影响哮喘吗？

由临床观察到的一些现象说明，哮喘和内分泌有关。比如自幼患哮喘的儿童，他们到了 12～18 岁青春发育期哮喘往往可缓解数年，医生称之为青春期间歇。另有些女患者的哮喘和内分泌的关系更为密切，她们常常在月经前定期发作，月经来潮后喘息减轻；有些患者在妊娠期哮喘缓解，产后又再发或好转。还有一些老年患者，在更年期突然得了哮喘。这些现象无疑都说明哮喘发作和内分泌有关，其发生机制还不清楚，推测与下丘脑垂体肾上腺皮质在不同时期调节功能的异常有关系。所以女性患者在经期、孕期、产期都应多加注意！

## 87. 为什么都市人更容易患哮喘？

现代人特别是都市人，生活和工作在室内环境中的时间较长，室外活动时间太少。都市卫生条件状况日益改善以及人们减少了对病菌的接触，促使人体免疫系统出现过度反应，从而产生过敏。

随着居住条件的改善，休闲时间增加，一些家庭喜欢饲养狗、猫、鸟类等宠物，但宠物的皮屑、毛、排泄物等都可能是人类的过敏原。室内空气污染随着现代化居室相对封闭和装修材料的增多显得日益严重。室内空气污染对呼吸道造成的刺激表现为喷嚏、咳嗽、流泪、过敏性哮喘等。室外空气包括工业烟雾、汽车废气等，也可致敏而引起哮喘发作。

## 88. 哮喘有哪些临床表现？

哮喘患者常在发作前有胸闷、气憋、干咳，往往还伴有鼻痒、眼痒、喷嚏、流涕，喘息发作前 10 多分钟感到胸憋闷加重，有紧缩、窒息感，然后出现呼气延长伴有哮鸣音。患者常不能平卧，被迫坐起，头向前俯，双肩耸起，大汗淋漓，这样喘息经过十几分钟或数小时后而逐渐缓解，一般在喘息结束之前多咯出大量白色黏痰，气道内顿感通畅舒适。严重者因发作持续不能缓解而出现头痛、头昏、焦虑、神志恍惚、嗜睡、昏迷。哮喘持续发作超过 24 小时者称为哮喘持续状态。

哮喘急性发作常可使患者夜间睡眠时突然惊醒。慢性哮喘发作程度不如上述严重，但持续时间较长，且间歇期短。平时因感冒或吸入异味而加重，有时也能听到哮鸣音。患者体力不足，往往夜间发作，白天又好转，故能坚持工作及学习，但工作能力下降、体力不支、营养不良、反复呼吸道感染、免疫力下降、缺氧，渐渐演变成肺气肿及其他器质性病变。个人身体、学习、工作和家庭生活都受到影响，少数患者则不表现哮喘，而是以干咳为主要特征。

## 89. 怎样区分哮喘的轻重程度？

根据哮喘发作的轻重程度不同，一般可分为轻度、中度、重度、危重哮喘四度。

（1）轻度哮喘：有哮喘但发作程度很轻，患者可以照常生活，听诊偶有哮鸣音，稍用吸入或口服药即可缓解。

（2）中度哮喘：自感呼吸困难及憋闷，两肺有哮鸣音，去除诱因不能缓解，应用一般解痉药效果也不佳，往往需应用糖皮质激素。

（3）重度哮喘：患者呈重度喘息状，口唇指甲发绀，氧分压下降，行走困难，生活不能自理。一般药物效果不佳，需医生协助治疗。

（4）危重哮喘：是喘息发展到严重程度的临床表现。患者胸闷、气短、呼吸困难，往往说话不成句，语言断续或单音吐字；坐位喘息，大汗淋漓；意识模糊、精神错乱、嗜睡甚至昏迷；呼吸动度加大、发绀；大小便失禁或抽搐；心率快，大于 130 次/分、血压低、脉律不齐，心电图、血气分析、肺功能都出现异常变化，并由于支气管壁肌肉痉挛、黏膜水肿、分泌物增多，黏液栓塞堵塞气道导致气道狭窄，以至听不到哮鸣音。上述都是十分危重的体征，应及时送医院抢救。

## 90. 哮喘是如何进行分期的？

根据临床表现，哮喘可分为三期。

（1）急性发作期：指喘息、气急、咳嗽、胸闷等症状突然发生，或原有症状加重，并以呼吸气流量降低为其特征，常因接触过敏原、刺激物或呼吸道感染诱发。

（2）慢性持续期：每周均不同频度和/或不同程度地出现喘息、气急、胸闷、咳嗽等症状。

（3）临床缓解期：指患者无喘息、气急、胸闷、咳嗽等症状，并维持1年以上。

哮喘也可以分为发作期（季节性发作、常年性发作）和缓解期（指发作后的间歇阶段）。这两个期长短都不一定，但通过对哮喘的治疗和管理，希望使缓解期延长、发作期缩短和发作程度减轻。

## 91. 哮喘应注意与哪些疾病相鉴别？

许多呼吸系统疾病都可以导致喘息，但并非有喘息就一定是哮喘。如以下的疾病就应该和哮喘相鉴别。

（1）心源性哮喘：许多心脏病患者特别是左心衰竭的患者，常会在夜间突然坐起，出现阵发喘息。

（2）慢性喘息型支气管炎：这类患者有长期慢性咳嗽、咯痰，冬季加重的病史，久之则合并哮喘。但这种喘息不是时好时发，而是持续存在，并与感染及肺功能不良有关。

（3）弥漫性泛细支气管炎。

（4）大气道堵塞：由于大气道本身堵塞或其周围肿物及淋巴结对大气道的压迫所致。

（5）肺嗜酸性粒细胞浸润：血中嗜酸性粒细胞明显增高，胸部 X 线片可见肺内有阴影；而哮喘患者则胸部 X 线片多正常。

（6）外源性过敏性肺泡炎：常由生物性致敏物导致，如养鸽人患的饲鸽者肺及培养平菇的人患的蘑菇肺。

（7）支气管癌：发生在大气管或左右主支气管的癌，常影响呼吸，出现喘鸣、憋气甚至窒息。

（8）肺栓塞：由某部分肺血管血栓、瘤栓等堵塞造成。

（9）小儿急性呼吸道感染：如上声门炎、喉炎、气管炎。

（10）喉或气管异物。

## 92. 如何区别干咳与哮喘？

许多支气管哮喘的患者在开始发病之前先有一段时间咳嗽，逐渐发展为喘息。也就是说，干咳是哮喘的先兆，应引起注意。另外，我们也常见到有些患者干咳数月，应用抗炎、镇咳药等药物治疗不见好转，但始终没出现哮喘。这类患者无慢性呼吸道疾病的病史，但可能近期有经久不愈的咳嗽（在 2 个月以上），无或少痰，干咳以夜间为著，常有季节性，如春秋季节为多，遇到刺激性异味加重，应用一般药物不起效，而用糖皮质激素及平喘药则可明显缓解。这样的患者多有过敏体质，家族中也常有过敏性疾病患者，胸部 X 线片多无明显异常，而肺功能多有改变，气道呈高反应状态。这种以咳嗽为主要症状的哮喘称为咳嗽变异性哮喘，尤其多见于儿童、中青年妇女。

对于这一类型的哮喘患者，咳嗽常常是早期哮喘的一种表现形式，但咳嗽可进一步增高气道高反应性，最终可发展成典型的哮喘，表现为喘息和呼吸困难症状。因而应该重视"咳嗽"这一呼吸道常见症状的鉴别诊断。对于长期咳嗽，不能用一般止咳化痰药及抗菌药物缓解，又排除了其他器质性疾病的患者，应想到不典型哮喘的可能性，进一步到医院作相关的检查。有时医生也可给患者抗组胺药和平喘药作诊断性治疗，以观察疗效。咳嗽变异性哮喘治疗主要应用支气管扩张剂，如茶碱类药和/或 $\beta_2$ 受体激动药等，若效果欠佳，可吸入糖皮质激素气雾剂或口服泼尼松。另外，还可试用异丙托溴铵等雾化吸入，因为患者症状可能和迷走神经反射关系较密切。通过及时有效的治疗，将有助于阻止这些以咳嗽为主要症状的患者发展成典型的哮喘。

## 93. 如何区别内源性、外源性哮喘？

哮喘可分为外源性哮喘和内源性哮喘。

（1）外源性哮喘：即吸入性或过敏性哮喘，多自幼年起病，部分患者在青春期后逐渐缓解不再发病。另一部分幼年起病后或无青春期间歇，哮喘持续至成年，逐渐演变成慢性。外源性哮喘患者的家庭成员中也常有过敏体质或患有其他免疫缺陷病者，他们血清中的 IgE 常升高。过敏原大部分通过吸入的方式进入呼吸道及黏膜下组织，小部分通过食物引起哮喘。外源性哮喘多数可找到诱因，常有明显的季节性，并于发作前出现前驱症状如鼻痒、喷嚏、流清涕、气短、胸闷、干咳，呈现过敏性支气管炎的表现。于先兆症状之后就是典型的哮喘发作，但在缓解期则如正常人一样。无晨起咯痰及活动后气短等呼吸道症状，过敏原皮肤试验呈阳性反应，血 IgE 增高。这类哮喘常见，预后也较好，虽反复发作但缓解期症状完全缓解，最终很少引起肺部器质性改变。

（2）内源性哮喘：这类哮喘也并不少见，一般不能在外界环境中找到过敏原，过敏原皮肤试验阴性，血清 IgE 不高，故称内源性哮喘。研究认为，内源性哮喘和感染有一定的关系。因为感染可破坏黏膜，黏膜下迷走神经暴露而易受刺激，因此感染是内源性哮喘的一个主要病因。有许多患者发病前常有慢性鼻窦炎、慢性扁桃体炎、慢性咽炎、慢性支气管炎等呼吸道疾患，甚至有呼吸道以外的感染如胆道、尿路感染也可诱发哮喘发作。内源性哮喘的发作期症状以哮喘为主，具有阵发性、可逆性和反复性的特点，和慢性喘息性支气管炎不同。另外，目前多数学者认为病毒和支原体的感染比细菌感染更易引起哮喘，因为病毒感染对上呼吸道黏膜的损伤虽不太重，但却有很强的呼吸道黏膜致敏的作用。内源性哮喘起病年龄多在成年以后，尤以30 岁以上发病者为多，患者无幼年过敏病史，家族成员也多无过敏体质。此型发作时间可持续数天或数周，并常可诱发哮喘持续状态。由于反复呼吸道感染，常可继发肺气肿、肺纤维化、迁延成慢性，也有向肺心病、心力衰竭、呼吸衰竭方面转化的，因此预后较差。阿司匹林哮喘和运动性哮喘也均属于内源性哮喘的范畴。

 **94.** 哮喘发作有哪些并发症？

多数哮喘患者的病程是可逆的，但有少数患者由于气道慢性炎症持续存在，反复发作，造成不可逆的病理变化，肺功能损害严重，或者由于急性严重发作，气流阻塞严重，抢救不及时，或者由于某些药物使用不当等情况，均可引起急性、慢性或治疗性的并发症，常见并发症如下。

（1）呼吸衰竭：哮喘患者合并呼吸衰竭有两种类型——急性呼吸衰竭和慢性呼吸衰竭。急性呼吸衰竭发生于哮喘急性发作期，由于气流严重阻塞引起，病情进展急骤，如治疗及时、恰当，病情可迅速逆转。慢性呼吸衰竭是由于哮喘长期控制不佳，气道重塑形成，气流阻塞可逆性差，肺气肿逐渐形成，并进一步发展为肺大疱、肺动脉高压、肺源性心脏病等，但其发生和发展非常缓慢。哮喘合并慢性呼吸衰竭时，与慢性阻塞性肺疾病引起的慢性呼吸衰竭没有区别，一般都属于 II 型呼吸衰竭（即有缺氧，而且有动脉血二氧化碳分压的增高）。但哮喘严重发作时一般为 I 型呼吸衰竭（即只有缺氧，没有动脉血二氧化碳分压的升高），而且往往合并高（过度）通气。肺动脉高压的形成使从周围血管来的静脉血回到心脏发生困难，同时使心脏（主要是右心室）负担加重。但心脏为了保证全身各器官组织的血液和氧气供应，只好像老牛拉破车一样，无时无刻地加强收缩，结果右心室壁肥厚、心室增大。由于长期的超负荷工作，右心室慢慢就会疲劳，越来越难以支撑"日常的工作"，这就是右心功能不全，医学上就称为慢性肺源性心脏病（简称肺心病），即肺部的疾病引起心脏的疾病。这时患者可以出现咳嗽、咳痰、气短、乏力、活动时心慌、气急、烦躁、失眠、桶状胸、肝大、下肢水肿、端坐呼吸（不能平卧）、口唇和指甲发绀等症状和体征。病情进一步加重时，还可发生嗜睡和昏迷。

（2）呼吸骤停：指哮喘患者的呼吸突然停止的严重并发症。发生这样的并发症前，病情一般并不太重，也可以没有预兆，大半发生于患者咳嗽或进食时，也可在轻微活动后。因大多数在家中发生，如果不能及时进行人工呼吸，常导致在送往医院前即发生心搏骤停造成死亡。呼吸骤停的原因可能和发病时的神经反射有关。这种并发症发生的机会非常少见，但应警惕再次发生的可能。

（3）气胸和纵隔气肿：这两种情况都是肺结构受到严重的破坏，肺气肿进一步发展为肺大疱，而肺大疱突然破裂的结果。人体在呼气时，肺泡内压力稍高于外界的大气压，当某些存在肺大疱的患者哮喘发作时，因细小支气管阻塞加上咳嗽时声门紧闭，肺泡内压力突然增高，这时一些壁比较薄弱，张力很高的肺大疱就可能发生破裂，气体外流。如果气体顺着肺间质进入纵隔（位于左右肺之间，是心脏、大血管、气管和食管所在区域）即形成纵隔气肿，如果气体进入肺外的胸膜腔，即形成气胸。气胸的形成可压迫肺，造成肺萎陷，影响呼吸。而且气胸有多种类型，如张力性气胸、交通性气胸和闭合性气胸等。其中最危险者为张力性气胸。因为这时胸膜的破口形成活瓣样，当患者吸气时，由于外界的大气压高于胸腔内的负压，外界的空气很容易进入胸腔。而当患者呼气时，胸膜的活瓣将破口关闭，胸腔里的气体不能排出，因此胸腔内的压力猛增，不但很快将同侧肺完全压瘪，而且可把纵隔向对侧推移，引起纵隔摆动，甚至可压迫对侧肺，因此患者可以突然死亡。对于这种情况，应当马上抢救，刻不容缓。对于其他两种类型的气胸和纵隔气肿也应积极治疗，以尽快使肺复张，恢复其肺功能。因为不管哪一类型的气胸，如果没有及时处理，肺受压的时间过长，都可能使肺复张困难。

（4）心律失常和休克：严重哮喘发作本身可因缺氧等而引起心律失常和休克，但平喘药物，尤其是氨茶碱和异丙肾上腺素，如果用量过多或注射速度过快也可引起上述不良反应。氨茶碱静脉注射速度太快、量过多，会产生血管扩张。哮喘严重发作时，往往丢失大量的水分，造成一定程度的脱水，导致血容量相对不足，如果血管明显扩张就容易造成低血容量休克，甚至引起死亡，必须引起高度警惕。为此必须注意：①平喘药物不能过量，尤其是老年人或原有心脏病的患者，注射给药时更要小心，最好先采用吸入疗法；②静脉注射氨茶碱首次应用剂量不应超过每千克体重 5mg，注射速度要慢，不短于 15 分钟，如果已有脱水表现，宜改用静脉滴注；③患者应该持续吸氧。

（5）闭锁肺综合征：$\beta_2$ 受体激动药本来是舒张支气管的平喘药，但如果哮喘患者用药过多，过于频繁，就可能起不到平喘作用，就好像呼吸道和外界隔绝，被"关闭"或"锁住"一样，这就是闭锁肺综合征。发生闭锁肺综合征主要因素是应用异丙肾上腺素过量或因心跳过速而不适当地使用了普萘洛尔引起。普萘洛尔是一种 $\beta_2$ 受体阻断药，阻断 $\beta_2$ 受体激动药的作用，本身又可使支气管痉挛加剧，造成通气的"闭锁状态"。异丙肾上腺素应用过量，它的代谢产物在体内积聚，也会发生普萘洛尔样的 $\beta_2$ 受体的阻断作用，发生类似的后果。此外，应用利血平也有类似作用。不过由于国际《全球哮喘防治创议》（GINA）执行委员会和各国学者的不懈努力，哮喘治疗的规范化，闭锁肺综合征已经极少发生，但仍应注意，哮喘伴发冠心病、高血压者

应当谨慎使用 $\beta_2$ 受体激动药。

（6）胸廓畸形：哮喘患者尤其是幼年起病或反复发作者，往往引起胸廓畸形，最常见的是桶状胸、鸡胸、肋骨外翻等，严重者可能对呼吸功能有些影响。

## 95. 哮喘患者如何自我监测病情？

哮喘患者可准备一个呼气峰流速仪，用来监测哮喘病情，就像血压计监测高血压病情一样。如果呼气峰流速值明显下降，哮喘症状加重，行走和说话困难，鼻翼扇动、唇甲发绀等，应立即到医院或与哮喘专业医师联系。患者可利用呼气峰流速仪监测病情变化，记哮喘日记，这对制定与调整治疗方案有很大的用处。测定呼气峰流速应注意白天与夜间的变化，以及用药前后呼气峰流速的改善率。

## 96. 哮喘患者监测呼气峰流速应注意什么？

肺功能测定是诊断哮喘、分析病情严重程度、指导用药的重要方法。通过呼气峰流速可以知道最大呼气流速量，是哮喘患者最常做的简易肺功能测定。呼气峰流速是应用呼气峰流速仪测量的呼气流量峰值（PEF），就是说在用力呼气时，气流通过气道的最快速率。呼气峰流速仪体积很小，便于携带，可放在诊室或家中，随时吹一口气就可以测出数值。

呼气峰流速仪的具体使用方法如下：①将游标向下尽可能拨到底，即将呼气峰流速仪清零。②站立，张开嘴，深吸一口气。一只手拿呼气峰流速仪，手指远离标尺。③快速用口唇包紧吹气口，不要将舌头放在吹气口内，尽可能快且用力地呼一口气。④游标会被吹上去，并停留在那里。不要碰游标。读游标停止处的数字。⑤在一张纸或表格上记下数字。⑥将游标拨到底，再按照上述操作，吹 2 次，每次都要记下数字。

呼气峰流速的变化可以在哮喘症状出现之前观察到哮喘恶化的征象；在治疗中，则可以观察哮喘的变化；还有些未明确诊断的患者，利用昼夜呼气峰流速的监测，可以帮助诊断哮喘。总之，哮喘患者在可能的条件下，应该做这种最简便易行的呼气峰流速监测。

## 97. 哮喘的诊断标准有哪些?

（1）根据哮喘的临床症状和体征

1）反复发作喘息、气急，伴或不伴胸闷或咳嗽，夜间及晨间多发，常与接触变应原、冷空气刺激、物理刺激、化学刺激及上呼吸道感染、运动等有关。

2）发作时双肺可闻及散在或弥漫的哮鸣音，呼气相延长。

3）上述症状和体征可经治疗缓解或自行缓解。

4）除外其他疾病所引起的喘息、气急、胸闷和咳嗽。

（2）根据气流受限情况：有气流受限的客观证据［在随访过程中，至少有 1 次气流受限的证据，$FEV_1$（第 1 秒用力呼气容积）/FVC（用力肺活量）<75%］，同时具备以下气流受限客观检查中的任一条。

1）支气管舒张试验阳性：吸入支气管舒张剂后，$FEV_1$ 增加>12%且绝对值增加>200ml。

2）呼气流量峰值（PEF）：平均每日昼夜 PEF 变异率>10%或周变异率>20%。

3）抗炎治疗 4 周后，肺功能显著改善（与基线值比较，$FEV_1$ 增加>12%且绝对值增加>200ml）。

4）运动激发试验阳性：与基线值比较，$FEV_1$ 降低>10%且绝对值降低>200ml。

5）支气管激发试验阳性：使用标准剂量的醋甲胆碱或组胺，

$FEV_1$降低≥20%。

符合上述气流受限客观检查中第1)、2)两条，并除外其他疾病所引起的喘息、气急、胸闷和咳嗽，可以诊断为哮喘。

过敏性哮喘的诊断标准在以上基础上有：①暴露于过敏原（主要为尘、花粉、霉菌和动物毛发等），可诱发或加重症状。②过敏原皮肤点刺试验或血清sIgE检测至少对一种过敏原呈阳性反应。对于无过敏原检测结果者，不能确诊过敏性哮喘，而仅有过敏原点刺试验或血清sIgE阳性，也不能诊断为哮喘。

## 98. 哪些情况应认为是不典型哮喘？

临床上还存在着无喘息症状，也无哮鸣音的不典型哮喘，患者仅表现为反复咳嗽、胸闷或其他呼吸道症状。如以下几种情况。

（1）咳嗽变异性哮喘：咳嗽作为唯一或主要症状，无喘息、气急等典型哮喘的症状和体征，同时具备气流受限客观检查中的任一条，除外其他疾病所引起的咳嗽。

（2）胸闷变异性哮喘：胸闷作为唯一或主要症状，无喘息、气急等典型哮喘的症状和体征，同时具备气流受限客观检查中的任一条，除外其他疾病所引起的胸闷。

（3）隐匿性哮喘：指无反复发作喘息、气急、胸闷或咳嗽的表现，但长期存在气道高反应者。随访发现，有14%~58%的无症状气道高反应患者可发展为有症状的哮喘患者。

（4）其他情况：①幼儿咳嗽起病，或呼吸道感染伴有喘息，常被误诊为支气管炎或肺炎。用抗生素与镇咳药效果不佳，而改用平喘药治疗却见好转，有助于哮喘的诊断。②病初似感冒，反复累及下呼吸道，久咳，应用平喘药及激素治疗效果佳时，应想到哮喘。此种情况尤以中青年女性为多见。③吸烟者及老年患者常有与哮喘类似的慢性阻塞性肺疾病，他们可能是在慢性支气管炎的基础上合并哮喘，经平喘治疗后呼气流量峰值改善对诊断有帮助。④工作中长期吸入化学物品或过敏原的工人，可能发展成哮喘，也常被误诊为慢性支气管炎或慢性阻塞性肺疾病。早期诊断，避免再暴露于过敏原，并尽早治疗，是十分重要的。

## 99. 哮喘的治疗药物有哪些？

临床常见两类药物控制哮喘：一类是支气管扩张剂，主要作用是舒张支气管，用于缓解哮喘发作；另一类为抗炎药，主要作用为治疗慢性气道炎症，用于控制哮喘发作。

（1）支气管扩张剂：①$\beta_2$受体激动药，是缓解哮喘发作和预防运动性哮喘的最佳药物，如硫酸沙丁胺醇定量气雾剂。新的长效 $\beta_2$受体激动药如富马酸福莫特罗，作用时间可达 10～12 小时。支气管扩张剂经口服、注射或吸入均可发挥高效。②抗胆碱药，如异丙托溴铵等，可阻断乙酰胆碱所致的支气管平滑肌收缩和黏液分泌亢进，可与 $\beta_2$受体激动药联合应用，其不良反应较少。③茶碱类，如氨茶碱、二羟丙茶碱等。对于轻中度哮喘患者，推荐口服茶碱缓释片，不良反应较少。对严重发作者，可静脉使用茶碱。

（2）抗炎药：①糖皮质激素，当前控制哮喘发作最有效的药物。口服或静脉应用糖皮质激素全身不良反应多，用于中重度哮喘发作时，症状缓解后可改为吸入用糖皮质激素长期维持。②其他抗炎药物，如白三烯调节剂、色甘酸钠和酮替芬等，对治疗哮喘有一定的辅助作用。

## 100. 如何正确使用茶碱和 $\beta_2$ 受体激动药？

茶碱和 $\beta_2$受体激动药都是支气管扩张剂，它们通过不同的药理机制达到一个共同的目的，即通过舒张支气管平滑肌，解除支气管痉挛，使气道通畅，哮喘缓解。$\beta_2$ 受体激动药吸入对快速缓解哮喘很有效，但不能过量，因为过量吸入可引起心悸，同时也可能使 $\beta_2$ 受体机能下降，出现机体对药物不敏感的现象。如果一天喷药 4 次以上哮喘仍不缓解，应该及时就诊。另外，茶碱和 $\beta_2$ 受体激动药都有片剂（普通片及缓释片剂）及注射剂，应当选择合适的剂量和剂型，以达到更合理用药的目的。

## 101. 哮喘患者应怎样应用糖皮质激素？

糖皮质激素是一种很好的抗炎药物，可以预防和减轻气道内的肿胀和减少肺内黏液的分泌，可有效缓解哮喘症状。糖皮质激素属于治疗哮喘的一线药物。当然，激素如果应用不当，会造成激素依赖，还会出现高血压、糖尿病、骨质疏松症、肌无力、儿童生长缓慢等不良反应。因此，应用激素特别是口服和注射激素，一定要在医生监测下进行。大量研究充分证明，吸入糖皮质激素如果剂量适当，对治疗中、重度哮喘的疗效满意而安全，可以降低气道对触发因素的敏感性，并防止气道肿胀，改善症状，提高肺功能，达到治疗的目的，即使应用多年，也不会成瘾。患者应听从医生的指导，坚持用药。

## 102. 如何正确使用气雾剂？

如果不能正确地使用气雾剂，就会使大部分的药落在舌表面、口咽部及空气中，降低药效，所以吸入时要注意以下事项。

（1）打开瓶盖，将吸入器内的药摇匀。

（2）吸足一口气呼出。

（3）用口含住吸入器，用手指压下盛药的小罐，与此同时深吸气将药液充分吸入。

（4）屏气 10 秒，在舒适情况下尽可能延长屏气时间，然后慢慢呼气。

（5）若要再一次吸入，需短期休息 1 分钟以上，然后重复上述动作。

（6）用后将盖套回吸入器。

（7）如果吸入的是激素类气雾剂，吸后应漱口，以防长期吸入引起口、咽、喉部的真菌感染。

 **103.** 雾化吸入的注意事项有哪些？

雾化吸入是指将药物经吸入装置分散成悬浮于气体中的雾粒或微粒，通过吸入的方式沉积于呼吸道和/或肺部，从而达到呼吸道局部治疗的作用。临床常用的雾化吸入药物包括特布他林、沙丁胺醇、异丙托溴铵、布地奈德等。雾化吸入时要注意以下几点。

（1）每次雾化吸入时间尽量不超过 20 分钟。

（2）注意预防呼吸道的再感染，注意雾化器的消毒及室内空气的通风消毒，雾化治疗时应使用无菌溶液。

（3）一次雾化的液体量不宜过大，过大可能会导致肺水肿。

（4）雾化吸入结束后，要及时漱口，以免药物在口腔残留。

（5）氧气驱动的雾化过程中，严禁烟火。

 **104.** 吸入给药有哪些优势？

吸入给药是指将药物制成气雾颗粒或干粉颗粒的形式，以吸入气道和肺内的方式治疗疾病的一种给药方法。哮喘患者应用吸入给药可以将药物通过吸气迅速输送到气管发生炎症和痉挛的部位，通过药物局部的迅速作用而产生防治哮喘发作的目的。目前吸入给药是防治哮喘的一种理想给药方式，已成为哮喘的主要给药方式。

吸入给药的药物剂型包括气雾剂、干粉剂和雾化溶液。吸入给药具有作用直接、起效迅速、所需药物剂量小、全身不良反应小的优点。吸入给药使药物直接作用在气道上，药物起效快，作用迅速，不受口服时生物利用度和肝脏代谢的影响，特别适合哮喘急性发作时应用，药物吸入后数分钟就可以发挥平喘的作用，迅速缓解患者喘息的症状。因为经吸入的药物作用在局部组织，而不需要全身分布，经呼吸道吸入的药物剂量可以相对较小即可发挥药效；且吸入的药物直接作用于呼吸道，仅有极少数的药物进入血液，因此药物引起的不良反应较全身给药的不良反应少。

## 105. 吸入给药疗效差的原因有哪些？

（1）药物储存不当：有些人认为低温更有利于药物的保存，故将药物放入冰箱内保存，但是干粉剂在解冻受潮后会结块以致无法使用。

（2）未吸入足够的药量：吸药前深呼吸时口对着端口，将药粉吹散，药粉留于口腔；吸气后未闭口捏鼻致使部分药物随呼吸呼出。

（3）未做好用药后的口腔护理：残留在口腔的药物容易导致口、咽、喉等部位正常菌群失调，易出现咽喉不适、干痒、声音嘶哑，甚至真菌感染。

（4）未规范治疗：有些患者担心长期使用吸入药物会产生不良反应或认为哮喘急性症状缓解就可以停药，依从性较差，未能规范治疗，从而导致因再次哮喘发作而就诊。

## 106. 控制哮喘的目标是什么？

几乎所有的哮喘患者，经过适当治疗后症状都会消失，从而使患者和家属都获得了信心。那么控制哮喘的目标是什么呢？

（1）没有哮喘症状或有轻微的哮喘症状（包括喘息、咳嗽、呼吸短促和胸前紧迫感）。

（2）整个夜间睡眠没有哮喘发作。

（3）不因哮喘而影响上学或工作。

（4）能从容地、自始至终地参加每次体育活动。

（5）不需急诊看病或住院。

（6）较少或无哮喘用药的不良反应。

哮喘是一种慢性病，通过适当的、长期的治疗能被控制，达到可以正常生活、学习、工作，哮喘很少发作的程度，应该经常检查这些目标是否已经达到。如果有没达到，就应该与医生商量是否更换治疗方法。

 **107. 与哮喘死亡有关的危险因素有哪些？**

少数哮喘患者由于治疗不及时，不得当或其他原因而死亡。以下危险因素可能与哮喘死亡有关，须警惕。

（1）年龄15~25岁，55岁以上。

（2）曾有致命哮喘急性发作。

（3）在最近一年内因哮喘住过院。

（4）一般药物治疗效果不满意。

（5）存在心理学和社会心理学的问题（抑郁、酗酒、近期家庭成员的丧失、家庭破裂、近期失业、精神分裂症、极度的焦虑或在急性发作后拒绝治疗）。

（6）得不到医疗保健。

 **108. 生活中如何预防哮喘发作？**

日常生活中要注意保健，要到空气好的地方做适当的运动，防止空气中的刺激性物质引起气道过敏；保持室内清洁，防治螨虫、花粉、灰尘等引起过敏。为了预防哮喘发作，在家中应做到识别和避免哮喘诱发因素。

（1）清除屋尘螨过敏原（它们非常小，肉眼很难看到）。每周用热水洗涤床单和用吸尘器吸毯子或晒太阳。枕头、褥垫最好用可清洗的物品，不用稻草垫、羽绒枕和丝棉被。不用地毯，尤其是卧室中的地毯。使用塑料、皮革或简单的木质家具，以代替纤维充填的家具。

（2）应远离烟雾，不论是本人吸烟或被动吸烟，都应避免。

（3）家中不应有带皮毛的小动物，如猫、狗，不能抱它们，更不能让它们进入居室、卧在床上。

（4）要经常彻底清扫房屋，杀灭蟑螂等害虫。在花粉和真菌的高发季节，要关好门窗，少接触外界。经常打扫室内潮湿区域，以降低室内湿度，防止真菌生长。

（5）要时时注意气候变化，尤其在冬末春初或夏秋交界，气温多变时注意随时增减衣服，预防感冒，防止呼吸道感染。

（6）哮喘患者不应限制体育活动。必要时可在运动前先吸入支气管扩张剂等加以预防。患有哮喘的儿童更应加强体育锻炼增强体质。夏季提倡游泳。

（7）饮食要清淡，多吃蔬菜、水果等。忌食辛辣、煎炸、刺激性的食物，尤其要注意鱼、虾、羊肉等这些食物易引起气道过敏。

除了上述这些以外，加强哮喘的自我管理，引起家庭成员的重视，与医生加强联系，医患建立伙伴关系，在医生指导，患者配合好的情况下，相信哮喘患者大多会恢复健康。

## 109. 为什么要进行哮喘患者教育？

中国是哮喘病死率最高的国家之一，我国符合哮喘完全控制的患者相当少，存在治疗依从性差的特点。很多患者一听治疗要用激素，就退避三舍；还有一些患者有病乱投医，相信小广告上的药甚至偏方，结果导致哮喘反复发作，难以控制。因为哮喘是一种可防可控的疾病，通过哮喘患者教育，可以减少哮喘的发作，从而改变哮喘治疗的现状，也可通过患者的自我评价，对病情进行进一步评估。

哮喘的患者教育内容包括：了解哮喘的疾病特征和预后、了解并避免接触哮喘的诱发因素、哮喘病情的自我评估和监测、吸入装置及使用、药物治疗依从性、哮喘患者自我管理相关教育的实施途径、对患者的定期随访。

# 五

# 过敏性肺炎

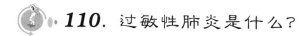

**110.** 过敏性肺炎是什么？

过敏性肺炎最初在 1713 年由拉马扎尼（Ramazinni）在小麦收割者中观察到，接着在 1874 年冰岛医生芬森（Finsen）在其博士论文中描述它是一种慢性肺部疾病，但其发生率尚不清楚。1932 年坎贝尔（Campbell）又在英国农民身上发现该病，并描述这些农民是由于接触了发霉的稻草而得病，当时又被称作"农民肺"。1961 年，佩皮斯（Pepys）等进一步证实发霉干草中的细菌才是引起过敏性肺炎的最终病因。自此，过敏性肺炎的过敏性病因学理论才被广泛接受。

过敏性肺炎又称为外源性过敏性肺泡炎，是一种累及肺实质和小气道的炎症和/或纤维化性疾病，由环境抗原（常为职业性或家庭性）致敏引起咳嗽、呼吸困难、乏力等症状的临床综合征。存在急性、亚急性和慢性型，特征都是急性间质炎症，长期暴露后形成肉芽肿和纤维化。

过敏性肺炎好发于健康成年人，流行情况在不同国家及地区之间有较大差异，其发病率多与接触的过敏原种类有关，目前估计过敏性肺炎的人群发病率为 0.3~0.9 人/10 万人口，随着诊断水平的提高，过敏性肺炎的发病率有增加的趋势。

**111.** 过敏性肺炎的病因有哪些？

过敏性肺炎病因主要包括接触微生物、动物源性蛋白、低分子化学物三大类过敏原。常见致敏微生物有嗜热放线菌、非结核分枝杆菌、某些真菌等，如种植蘑菇环境中或处理发霉甘蔗渣时吸入嗜热放线菌形成"蘑菇肺""蔗尘肺"；因动物源性蛋白发病多见于禽类饲养员吸入动物排泄物、禽类羽毛等含有动物蛋白的过敏原，如"鸽子肺""鹦鹉肺"等；常见致敏的低分子化学物为异氰酸盐等；另外，某些杀虫剂、除草剂、药物、锌镍类金属等也成可为过敏性肺炎的过敏原。各种类型过敏性肺炎过敏原及来源见表 5-1。

表 5-1　各种类型过敏性肺炎过敏原及来源

| 来源 | | 肺炎类型 | 过敏原 |
| --- | --- | --- | --- |
| 耕作 | 霉变的蔗渣（甘蔗） | 蔗尘肺 | 嗜热放线菌 |
| | 霉变的乳酪 | 乳酪清洗者肺 | 乳酪青真菌、棒曲真菌 |
| | 咖啡豆 | 咖啡工人肺 | 咖啡豆尘 |
| | 堆肥 | 堆肥肺 | 曲霉菌属 |
| | 植物性堆肥（霉变的谷物、干草、青贮饲料） | 农民肺 | 真菌（特别是曲霉菌属）、嗜热放线菌 |
| | 蘑菇堆肥 | 养蘑菇工人肺 | 本菇、嗜热放线菌 |
| | 土豆旁的霉变干草 | 筛土豆工人肺 | 曲霉菌属、嗜热放线菌 |
| | 烟草植物 | 烟草种植者肺 | 曲霉菌属、短尾帚真菌 |
| | 霉变的葡萄 | 酿葡萄酒者肺 | 灰色葡萄孢 |
| 水 | 天花板上和水盆旁受污染的水雾和真菌 | 热浴肺病 | 枝孢菌属、鸟分枝杆菌复合物 |
| | 湿化或空调系统中受污染的水 | 加湿器肺 | 短柄真菌属、白念珠菌、嗜热放线菌 |
| | 受污染的桑拿水 | 洗桑拿者肺 | 短柄真菌亚种 |
| | 受污染的地下室（污水） | 下水道工人肺 | 头孢霉菌属 |
| 动物 | 禽鸟的排泄物或羽毛 | 爱鸟者肺 | 长尾鹦鹉、鸽、鸡、火鸡和鸭蛋白 |
| | 鱼饵 | 鱼饵肺 | 不明 |

| 来源 | 肺炎类型 | 过敏原 |
|---|---|---|
| 动物 | 鱼粉工人肺 | 鱼粉尘 |
| 鱼粉尘 | | |
| 动物毛皮 | 毛皮工人肺 | 动物毛皮粉尘 |
| 雄性大鼠尿和毛皮 | 实验室工作者过敏性肺 | 啮齿动物蛋白 |
| 干尸包裹布 | 干尸处理者肺 | 不明 |
| 异种（牛、猪）神经垂体粉 | 神经垂体粉吸入者肺 | 动物蛋白 |
| 干香肠真菌 | 香肠工人肺 | 纳地青真菌 |
| 粮食 | | |
| 霉变的大麦 | 制麦芽工人肺 | 曲霉菌亚种 |
| 受象鼻虫感染的小麦粉 | 磨粉者肺 | 谷象（小麦象鼻虫） |
| 铣磨及建筑业 | | |
| 红木锯屑 | 过敏性肺泡炎 | 短柄真菌亚种、黏束孢真菌亚种 |
| 干草枯叶 | 茅屋顶工人肺 | 绿色糖精单胞菌 |
| 橡树和枫树木浆 | 木浆工人肺 | 青真菌亚种 |
| 橡树、雪松、松树、云杉、红木粉尘 | 刨木工人肺 | 根霉真菌亚种、枯草杆菌 |
| 工业 | | |
| 聚氨酯泡沫，清漆，亮漆 | 化学工人肺 | 异氰酸酯 |
| 清洁剂中的枯草杆菌酶 | 清洁剂工人肺 | 枯草杆菌 |
| 使用硫酸铜 | 葡萄园喷药者肺 | 硫酸铜 |
| 其他 | | |
| 棉花、亚麻、麻的粉尘 | 硫酸铜肺 | 粉尘（可能内毒素相关的） |
| 替代医学或娱乐性用途（误认马勃菌为致幻蘑菇） | 尘菌孢子肺 | 马勃（马勃属）蘑菇孢子 |

## 112. 过敏性肺炎的临床表现有哪些？

临床上过敏性肺炎分成三种类型，分别是急性、亚急性及慢性。

其类型不同，表现也不同。

（1）急性过敏性肺炎：是患者一次吸入了大量的过敏原，并在接触过敏原后 4～8 小时内出现咳嗽、胸闷、发热及呼吸困难等症状。接触过敏原后 6～24 小时发病者最典型，并且还会持续一段时间。反应强度与吸入过敏原的量及暴露时间有关，如脱离过敏原，病情可在24～72 小时好转。在特别大量的过敏原接触后，症状缓解需要的时间可能也会较长。如果对某种有机粉尘过敏，再次接触后 4～8 小时出现典型的发热、咳嗽（干咳为主）、寒战、肌痛和呼吸困难症状。其他症状包括食欲下降、恶心和呕吐，常常出现喘息。可能伴有心动过速、吸气相的啰音等体征。

（2）亚急性过敏性肺炎：患者主要表现为间歇性的咳嗽、呼吸困难及体重减轻等，还可表现为发热、畏寒、肌痛、气喘。中断接触过敏原后 18～24 小时症状通常缓解，再次接触过敏原后上述症状又可反复急性发作，如此反复，则可表现为亚急性形式，在几周或几个月内逐渐出现持续的呼吸困难进行性加重。一般情况下，症状可持续数天或数周后自行缓解，但有时病情较重需住院治疗，在脱离过敏原接触后就开始好转。但是，有些患者在持续过敏原暴露后，过敏性肺炎都没有进展。体格检查可能无异常，可能有肺底部啰音。

（3）慢性过敏性肺炎：主要是由长期暴露于低强度过敏原所致，也可以是反复过敏原暴露导致急性或亚急性反复发作后的结果。患者反复接触过敏原数月至数年，症状常表现为疲乏、活动后气喘、食欲减退、体重减轻，并可持续数月或数年。约 20% 慢性过敏性肺炎患者具有如慢性咳嗽、咳痰等慢性支气管炎的症状。需要注意的是，临床上有的患者并无症状，而只是在常规胸透或体检时才被发现慢性过敏性肺炎。

**113.** 过敏性肺炎要如何治疗？

对于过敏性肺炎的主要治疗如下。

（1）避免接触过敏原：避免接触过敏原是治疗过敏性肺炎的根本防治措施。急性、亚急性过敏性肺炎在脱离过敏原环境后症状多可逆转，而慢性纤维化改变者，病情多进行性加重，故明确患者所接触过敏原的种类非常重要。

（2）一般对症治疗：注意休息，有呼吸困难、发绀、低氧血症者给予氧疗。

（3）激素治疗：糖皮质激素仍然是过敏性肺炎的主要治疗手段。目前临床上，糖皮质激素治疗是终止过敏性肺炎急性发作的最好方法，效果良好。急性患者可短期内给予大剂量糖皮质激素，亚急性患者也可试用糖皮质激素，但慢性期已有纤维化改变者，糖皮质激素的治疗效果不理想。

（4）免疫抑制剂：目前关于免疫抑制剂对过敏性肺炎临床疗效的研究有限。临床上免疫抑制剂（如吗替麦考酚酯、硫唑嘌呤等）对于减少激素用量、减轻长期激素治疗不良反应，以及改善慢性纤维化患者的肺功能具有一定的疗效。

（5）抗纤维化治疗：抗纤维化药物尼达尼布和吡非尼酮的出现，为纤维化型过敏性肺炎患者带来新的希望和选择。抗纤维化治疗对于延缓纤维化进展和肺功能下降具有一定疗效。

（6）肺移植：对于过敏性肺炎患者中表现为进行性肺纤维化的患者可考虑行肺移植手术治疗，但少数肺移植患者仍存在复发可能。

 **114.** 如何预防过敏性肺炎？

急性过敏性肺炎不会均转化为慢性，有些患者多年来可有多次急性发作，却没有永久性的肺损伤。但是，过敏性肺炎患者需要不断地治疗和监测评价。总的来说，慢性过敏原接触和多次发作者预后较差。急性"农民肺"的患者如果仍然待在农场会导致病情进展，最终40%将发生肺纤维化。因此，预防过敏性肺炎的最佳方法是避免接触过敏原。清除或减少粉尘或穿戴防护罩有助于预防复发。用化学方法处理甘草或蔗渣及采用良好的通风系统有助于预防接触上述物质和防致敏。如果能避免再次接触，急性发作的过敏性肺炎患者可以康复。目前过敏原种类繁多，很多过敏原是在家庭或职业环境中存在的，不易辨识。组织学证实，在40%过敏性肺炎病例中，其致病过敏原并不明确。慢性过敏性肺炎的急性加重并不需要过敏原暴露或者过敏原暴露的增加。这提示过敏性肺炎的急性加重与已经存在的肺纤维化有关，而不是与易引起肺纤维化的因素有关。

# 六

# 其他呼吸道过敏性疾病

 **115.** 什么是嗜酸性粒细胞肺炎？

嗜酸性粒细胞肺炎包括一组以肺内嗜酸性粒细胞（一种白细胞）增多为特征的疾病。本病机制尚未明确，很可能为肺部的一过性过敏反应。引起嗜酸性粒细胞肺炎的病因很多，常见的主要为寄生虫感染和药物反应。约有 1/3 患者未能查出病因，被称为特发性嗜酸性粒细胞肺炎，环境过敏原因素也可能是一种病因。1952 年克罗夫顿（Crofton）等依据临床表现将嗜酸性粒细胞肺炎分为 5 个临床亚组：①单纯性嗜酸性粒细胞肺炎；②慢性嗜酸性粒细胞肺炎；③热带性肺嗜酸性粒细胞增多症；④过敏性支气管肺曲菌病（ABPA）；⑤过敏性肉肿性血管炎。

**116.** 单纯性嗜酸性粒细胞肺炎是怎么回事？

单纯性嗜酸性粒细胞肺炎吕弗勒综合征，临床上表现为肺内一过性的移行性肺浸润，常因干咳、咯黏痰、哮喘或轻度呼吸困难做胸部 X 线检查时发现，也可能因发现血嗜酸性粒细胞异常增多，或患者无任何主观症状，仅在常规查体时偶然发现。经过 3~4 周后，病变常自然缓解，肺内浸润阴影消失，所以本病是一种自限性疾病，预后良好。

本病的病因不明，不少患者的发病与肠道寄生虫病有关。由于蛔虫、钩虫和粪类圆线虫这三种蠕虫的感染期幼虫经血流到达肺部穿入肺泡内，成熟后沿气道上行，然后沿消化道下行进入小肠，其中蛔虫是最常见的原因。在幼虫移行至肺时，部分宿主会对之发生反应，在X线上表现为肺的斑块状阴影，这种阴影也有移行的特性，可以改变位置。与此同时，伴有血嗜酸性粒细胞的增多和轻微的支气管炎样的刺激症状。因此，一般认为这是机体对蠕虫幼虫的一种过敏反应，但后来发现，在没有蠕虫寄生的情况下也可发生此综合征，所以其确切病因仍不清楚。

本病容易诊断，诊断的依据是血中嗜酸性粒细胞大量增多，最多时可占白细胞总数的70%，甚至更多。肺内出现一过性的或移行性的浸润阴影，痰中也可查到嗜酸性粒细胞。

本病在除去病因后症状可迅速缓解。有的病例经多方检查仍不能查明病因，但过一段时间后也能自行缓解。症状、体征比较明显者，可以应用糖皮质激素治疗，一般效果良好，但对多数患者来说并无此必要。

## 117. 药物和毒素会诱发嗜酸性粒细胞肺炎吗？

1969年，利保（Liebow）首次报道了药物或毒素导致的嗜酸性粒细胞肺炎。此后报道的关于摄入或吸入后诱发嗜酸性粒细胞肺炎的药物超过100种。非甾体抗炎药和抗菌药物（如呋喃妥因、米诺环素、磺胺类药物、氨苄西林和达托霉素）是最常涉及的药物。此外，抗癫痫药、抗抑郁药、血管紧张素转换酶抑制剂、β受体拮抗药、氢氯噻嗪、放射影像学检查用对比剂、L-色氨酸、甲氨蝶呤、胺碘酮、博来霉素和达托霉素等均有报道。

多种毒素暴露也可导致嗜酸性粒细胞肺炎，如硅酸铝和金属微粒、亚硫酸盐（葡萄加工人员）、蝎蜇伤、吸入海洛因和精制可卡因或大麻、橡胶制造过程中吸入有机化学物质、吸入粉尘或烟雾，如烟花暴露、救火和吸烟、滥用 1,1,1-三氯乙烷等。

目前，已有关于嗜酸性粒细胞肺炎罕见暴发的报道。最大的一次暴发是 1981 年发生于西班牙的"毒油综合征"，受累人数超过 20 000 人，与摄入苯胺衍生物污染的菜籽油有关。1989 年另一起类似事件暴发，即"嗜酸性粒细胞增多-肌痛综合征"，与摄入 L-色氨酸有关。

## 118. 特发性急性和慢性嗜酸性粒细胞肺炎有什么区别？

（1）特发性急性嗜酸性粒细胞肺炎：往往发生于既往健康的患者中，起病迅急，进展快，可快速出现急性呼吸衰竭。通常与近期开始或恢复吸烟有关，但也可能与过多吸入烟雾、细沙或粉尘有关。患者大多既往健康，无过敏病史，但有报道可能与吸入烟雾和环境暴露有关。多数患者表现为急性发热性疾病，体温一般在 38℃ 左右，病程持续时间小于 7 天，以干咳、呼吸困难为特征。症状可从轻度呼吸困难到数小时内的呼吸衰竭，危及生命。部分患者可有胸痛、肌痛表现。就诊时常有低氧性呼吸功能不全，常需要机械通气。体检 80% 的患者可闻及肺部爆裂音。

（2）特发性慢性嗜酸性粒细胞肺炎：是一种病因不明的慢性间质性肺疾病，其特征是亚急性或慢性的全身和呼吸道症状和影像学上双肺周边的渗出灶，外周血嗜酸性粒细胞增高或者在肺泡内嗜酸性粒细胞的异常聚集。特发性慢性嗜酸性粒细胞肺炎发病率并不高，占间质性肺疾病的 0~2.5%，主要发生于女性和非吸烟者中，女性发病率是男性的 2 倍。特发性慢性嗜酸性粒细胞肺炎常为亚急性或慢性，病程通常>1 个月，平均在 20 周，也有少数病程小于 2 周。患者可表现出一系列呼吸道症状，包括咳嗽、发热、进行性呼吸困难、喘鸣；50%

的病例伴有哮喘或有哮喘病史。胸痛、肌痛极少，但可有全身症状，如疲乏、低热、消瘦、盗汗等。

## 119. 过敏性支气管肺曲霉病是怎么回事？

过敏性支气管肺曲霉病又称变应性支气管肺曲霉病，是气管内曲霉菌定植导致的肺部过敏反应性疾病，常累及哮喘及囊性纤维化患者。

烟曲霉是最常见的致病原。曲霉菌在自然界广泛存在，特别是在腐殖物中，因此人无法避免吸入曲霉菌孢子。烟曲霉是一种空气传播的土壤丝状腐生菌，通常在堆肥和水毁建筑中出现。烟曲霉直径为 $3\sim5\mu m$，因此可以在支气管内沉积。免疫功能正常的宿主，吸入的曲霉菌分生孢子可以被清除出去，不会导致发病。但烟曲霉具有强大的毒力和免疫逃避能力，具有潜在致病性，主要导致过敏性曲霉病，也可以导致侵袭性曲霉病。

过敏性支气管肺曲霉病属 I 型和 III 型过敏反应。曲霉菌孢子被吸入后，停留在小支气管中，在体温条件下，孢子在支气管分泌物中生长繁殖，不断脱落菌丝抗原进入组织，引起免疫反应，导致支气管壁的损伤和嗜酸性粒细胞肺浸润。曲霉菌过敏反应引起的支气管壁损伤与曲霉菌感染引起的支气管炎症不一样，因为用各种检查方法都不能证明支气管壁和肺组织中有曲霉菌菌丝长入，所以其病变完全是由曲霉菌抗原引起的免疫性损伤，不是菌丝直接侵入的结果。

过敏性支气管肺曲霉病好发生于年轻人，并容易在哮喘的基础上发生。哮喘患者中过敏性支气管肺曲霉病的患病率与哮喘的严重程度相关，该病见于 $1\%\sim2.5\%$ 有持续症状的哮喘患者，在烟曲霉皮肤点刺试验阳性的哮喘患者中，该病的比例在 $25\%\sim37\%$。由于冬季室内曲霉菌孢子计数一般较高，故冬季为本病的好发季节。患者首先表现出类似感冒的症状，如发热、寒战、头痛、肌痛、乏力、咳嗽、哮喘加重等；周围血中嗜酸性粒细胞明显增多；胸部 X 线片可显示斑片状浸润影。此时患者可咯出胶冻样痰栓，这种痰栓来自气道深处，呈墨绿色或棕色，从中可以查到完整的真菌菌丝。由于痰栓的堵塞，可发生肺萎陷，并可并发支气管扩张。在发作时，肺功能多严重下降，症状缓解后可恢复到原来的水平。如果不经治疗，多数病例在反复发作后支气管壁增厚，管腔狭窄甚至堵塞，最后导致严重的肺纤维化，肺功能明显受损。

口服糖皮质激素是治疗过敏性支气管肺曲霉病最重要、最有效的方法。对于口服激素无法减量和过敏性支气管肺曲霉病急性加重者，可应用抗真菌治疗，常用的抗真菌药物包括伊曲康唑、伏立康唑等。

## 120. 嗜酸性粒细胞增多有哪些原因？

嗜酸性粒细胞是白细胞的一个类型，一般只占血中白细胞的 2%～4%。嗜酸性粒细胞增多是指血中嗜酸性粒细胞所占比例超过这个范围的情况。在个别病例中，嗜酸性粒细胞的比例可高达白细胞总数的 70% 以上。必须指出的是，循环于血液中的嗜酸性粒细胞大约只占全部嗜酸性粒细胞的 1%，大部分嗜酸性粒细胞存在于组织中。胃肠道和呼吸道组织中浸润的嗜酸性粒细胞较多。常见导致嗜酸性粒细胞增多的原因如下。

（1）过敏反应：是导致嗜酸性粒细胞增多的最常见原因之一。发生过敏反应时，不但血液中的嗜酸性粒细胞可能增多，反应发生部位的组织中也可有嗜酸性粒细胞增多的现象。所以嗜酸性粒细胞增多常成为过敏性疾病诊断的一个参考指标。但有些过敏性疾病嗜酸性粒细胞可以不增多或增多不明显。

（2）寄生虫病：也常引起嗜酸性粒细胞增多，特别是蛔虫病、钩虫病、丝虫病、血吸虫病、肺吸虫病、棘球囊虫病等。成虫寄生一般不引起嗜酸性粒细胞增多，当成虫破坏肠壁黏膜或其蚴虫在体内游走，侵入脏器时，就引起嗜酸性粒细胞增多。

（3）热带性嗜酸性粒细胞增多症：此病在南亚和东南亚发病率高，我国华东、华南地区也有报道。一般认为与丝虫感染有关。患者嗜酸性粒细胞增多明显，有发热、胸痛、咳嗽、哮喘、脾大等。胸部X线检查可见肺纹理增加，可有粟粒样斑点状阴影和肺门淋巴结肿大。

（4）嗜酸性淋巴肉芽肿：多见于青壮年，病因不明，临床表现为全身或局部淋巴结肿大，腮腺、乳腺及头颈部软组织也可受侵犯，并可有发热。

（5）嗜酸性粒细胞胃肠炎：多由食物过敏反应引起，表现为腹胀、腹痛、腹泻。嗜酸性粒细胞如侵犯至浆膜下，还可引起腹水。

（6）嗜酸性粒细胞心内膜炎：病因不明，患者可有心脏扩大、心力衰竭、胸腔积液及肝大、脾大。心内膜及心肌内大量嗜酸性粒细胞浸润，心肌可纤维化，预后不良。

（7）恶性弥漫性嗜酸性粒细胞增多症：包括弥漫性嗜酸性粒细胞结缔组织病和嗜酸性粒细胞白血病，这两类病预后均不良。嗜酸性粒细胞增多也常见于一些传染病的恢复期。

# 七

# 皮 肤 过 敏

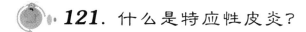

### 121. 什么是特应性皮炎？

特应性皮炎是与遗传因素密切相关，以慢性湿疹性皮肤肿块为特征的皮肤疾病，又称特应性湿疹，遗传过敏性皮炎。该病多与哮喘、过敏性鼻炎、过敏性结膜炎等其他过敏性疾病伴发。

大约50%的特应性皮炎病例出现在1岁内，绝大部分在5岁内出现，剩余的所谓"成人特应性皮炎"病例通常在30岁以前发病。特应性皮炎在人群中普遍存在，以至于大部分的个体都有家族的特应史。在成人中，单纯IgE水平升高并不能诊断特应性皮炎家族皮炎。只有当皮炎有特征性的分布，并有其他有意义的诊断，如过敏性接触性皮炎、光照性皮炎和皮肤细胞淋巴瘤等被排除以后，才能考虑成人特应性皮炎。

特应性皮炎可分为三期：婴儿特应性皮炎，发生在出生到2岁；儿童特应性皮炎，发生在2~12岁；青少年和成人特应性皮炎，发生在12岁以上。

### 122. 婴儿特应性皮炎有什么特点？

50%或更多的特应性皮炎病例出现在婴儿出生后第一年，但通常在出生2个月后发病。患有湿疹的婴儿通常开始表现为颊部的红斑和鳞屑，皮疹可蔓延到头皮、颈部、前额、手腕和四肢伸侧。这些部位是儿童能搔抓到或摩擦到的部位，或婴儿的活动如爬行相关。皮疹局部可有明显大量的渗出，以及因搔抓、摩擦和感染而出现的许多继发性改变，如结痂、脓疱及浸润。浸润性斑块最终呈现特征性苔藓化外观。婴儿特应性皮炎常在出生后第 2 年年末消失。

婴儿在免疫接种或病毒感染后常见特应性皮炎加重，夏季时部分缓解而冬季复发。

## 123. 儿童特应性皮炎的特点有哪些？

儿童特应性皮炎发生在儿童期，病变渗出较少。典型者发生在肘窝与腘窝、腕屈侧、眼睑、面部和颈周。病变通常为苔藓化、硬结性斑块。这些损害之间杂有 2~4mm 大小的抓破的孤立性丘疹，丘疹更广泛地散布于暴露部位。

瘙痒是本病一种恒定的特征，大部分皮肤改变继发于瘙痒，瘙痒为阵发性。搔抓可导致皮肤苔藓化，并可发生继发感染，可能形成一种恶性循环（瘙痒-搔抓循环）。特应性患者将搔抓所导致的"疼痛"认知为瘙痒，而不是搔抓导致疼痛，并可导致更多的搔抓。搔抓的冲动往往超出了患者的自控力。睡眠时发生严重的瘙痒发作，导致特应性皮炎的儿童休息不好和慢性疲劳。

严重的特应性皮炎累及 50% 以上体表面积，可伴生长迟缓。限制饮食和使用糖皮质激素可加重生长迟缓。用光疗或系统性免疫抑制剂积极治疗后，这些儿童可反弹性生长。患严重特应性皮炎的儿童也可有明显的心理障碍。

## 124. 青少年和成人特应性皮炎有什么特点？

大部分青春期和成年的特应性皮炎患者都有儿童期病史。只有 6%~14% 的被诊断特应性皮炎的患者在 18 岁以后发病。一种例外是患者从潮湿、热带的地区迁移到温带或高纬度地区。气候的变化通常与特应性皮炎的出现相关。

特应性皮炎患者中年龄较大者可表现为局限性红斑、鳞屑、丘疹、渗出或苔藓化的斑块。在青少年中，这种皮疹常典型地出现在肘前窝与腘窝部、颈前与颈侧、前额和眼周。在年龄较大的成人患者中，特应性皮炎分布通常无明显特征，并且可以局限性皮炎为显著特征，特别是手、乳头或眼睑湿疹。有时皮疹可泛发，以身体屈侧为重。总体上，皮肤通常干燥，稍呈红斑性苔藓化和痒疹样丘疹常见。丘疹损害倾向干燥、微隆起、平顶。它们几乎都有表皮剥脱，常融合形成斑块，几乎都有金黄色葡萄球菌定植。在皮肤较黑的患者中，皮疹常有明显色素沉着，常在已愈合的表皮抓破处有局部色素减退。

痛痒通常是突发或阵发性的，常在傍晚当患者试图放松时或在夜间发作。成人患者常诉特应性皮炎的发作由急性情绪波动引起。紧张、焦虑和抑郁会降低瘙痒感觉阈，并导致上皮渗透性屏障的破坏，进一步加重特应性皮炎。特应性体质患者常会出现体表排汗困难，并诉说严重瘙痒与热或运动有关。体格锻炼和随时使用润肤剂可改善病情，特应性体质患者可参加竞技运动。

对青少年和成人特应性皮炎患者，病情常会随着时间推移而好转，在中年以后不常发作。一般而言，这些患者会留下本病的轻微特征，如干皮症、皮肤易受刺激和热与出汗时瘙痒。当他们接触特异的过敏原或外部环境时，容易导致疾病发作。成年人的手包括腕部常受累，有特应性皮炎病史的成年人最易患手部皮炎。年轻女性第一次分娩后，极容易发生特应性手部皮炎，当皮肤与肥皂和水接触增多时促发该病。通常，在潮湿环境中工作是手部皮炎发生的主要因素，包括那些特应性皮炎患者。

**125.** 什么是湿疹？如何鉴别？

湿疹由多种内因、外因引起的真皮浅层及表皮炎症，皮疹具有多样性，临床上急性期皮损以丘疱疹为主，有渗出倾向，慢性期以苔藓样变为主，瘙痒剧烈，易反复发作。

湿疹的病因尚不明确。①内因：包括免疫功能异常（如免疫失衡、免疫缺陷等）和系统性疾病（如内分泌疾病、营养障碍、慢性感染、肿瘤等）及遗传性或获得性皮肤屏障功能障碍。②外因：如环境、食物中的过敏原、刺激原、微生物、环境温度或湿度变化、日晒等均可引发或加重湿疹。社会心理因素如紧张、焦虑，也可诱发或加重。婴儿湿疹约半数与食用奶制品有关。儿童和成人型湿疹也可能与食物过敏反应有关，但很难查明原因。

该病任何年龄、部位、季节均可发病，尤其儿童易患病。湿疹常发于颜面部、耳后、四肢屈侧、乳房、手部、阴囊等。临床上湿疹应注意与皮肤癣、粟粒疹（痱子）进行鉴别。①湿疹：特点是痒，有时难以忍受，可能影响睡眠，急性期可以表现为皮肤发红，慢性期表现为皮肤干燥、粗糙和肥厚。②皮肤癣：是由真菌感染引起的皮肤病，皮肤上发红、起小水疱和蜕皮，有痒的感觉。皮肤癣发生的部位不同，叫法也不一样，如手足癣、体股癣、头癣和花斑癣。癣具有一定的传染性，治疗上需要使用抗真菌软膏，严重的还需要口服抗真菌药物。③粟粒疹（痱子）：主要和出汗多引起汗孔闭塞有关，多发于头皮、额头、颈部和腋下。皮肤红，上面有密密麻麻的针头大小的疙瘩，有时带脓头，有痒、刺痛和热辣辣的感觉。这时要处在凉爽的环境，保持身体干爽，可以在1~2天内缓解。

**126.** 湿疹的外治疗法有哪些？

（1）糖皮质激素外用制剂：具有抗炎、抗过敏、止痒特性，是湿疹等常见皮肤过敏性疾病治疗的一线药物。

（2）钙调神经磷酸酶抑制剂：用于对糖皮质激素或其他疗法反应不佳或不宜用糖皮质激素的 2 岁以上患者，如他克莫司、吡美莫司。

（3）抗感染外用制剂：由于细菌或真菌可诱发或加重皮炎或湿疹，配合糖皮质激素使用有利于控制炎症，如莫匹罗星、夫西地酸软膏。

（4）止痒剂：5%多塞平霜、炉甘石洗剂、氟芬那酸丁酯软膏等外用均有减轻瘙痒作用。

 **127.** 湿疹的物理疗法有哪些？

湿疹反复发作，迁延不愈，近年来除了药物治疗以外，物理疗法广泛地用于湿疹的治疗，效果良好。湿疹的物理治疗主要包括光疗法和光化学疗法。①光疗法：目前治疗湿疹使用的光疗方法主要有长波紫外线（UVA）光疗，即长波紫外线（340~400nm）照射治疗和中波紫外线（UVB）光疗，即中波紫外线（290~320nm）照射治疗。②光化学疗法（PUVA）：指内服或外用光敏剂后接受长波紫外线照射皮肤的方法，如激光治疗、放射治疗。

 **128.** 得了湿疹可以洗澡吗？

得了湿疹后，能不能洗澡，要注意什么，这是湿疹患者经常问到的。湿疹患者可以洗澡，而且应该洗澡。因为洗澡可以清洁皮肤，减少细菌和真菌的滋生，有助于湿疹的恢复。湿疹患者洗澡需要注意以下几个方面。

（1）控制洗澡的时间：建议将淋浴或泡浴的时间控制在 5～10 分钟，用温水洗澡，避免烫洗。

（2）选择合适的沐浴产品：尽量选择不含香料、无皂基的沐浴产品，不要使用清洁力过强的香皂，那样会使皮肤干燥。使用浴油有一定的帮助。

（3）小心地擦干身体：使用纯棉的浴巾轻轻地擦干身体，避免大力揉搓，特别是有皮损的部位更要小心地沾干。

（4）使用润肤剂：润肤保湿对于湿疹具有辅助治疗的作用。在浴巾擦干皮肤后应立即全身涂抹润肤剂，包括皮损部位。润肤剂应尽量选择不含香料者，涂抹后感觉皮肤滋润、无瘙痒和刺激反应即可，具体品牌应根据自己的使用感受和经济能力去选择。

## 129. "主妇手" 要如何预防和护理?

手部湿疹，由于多见于家庭主妇，故又俗称"主妇手"。本病病因复杂，可分为外源性和内源性。外源性因素多为接触过敏原、刺激物或机械损伤，如各种化学物质（如化妆品、肥皂、合成纤维）、动物毛皮等。内源性因素主要包括遗传因素、特应性体质、精神状态、激素水平、机体免疫状态、微量元素变化等。超过半数的患者由职业接触导致。

手部湿疹具有容易复发、病程长的特点。除药物治疗外，还需要积极做好预防和护理。

（1）积极寻找任何可能的病因和加重病情的因素并尽量避免。

（2）勿过度清洁皮肤，加强手部皮肤保护，尽量避免搔抓及烫洗。

（3）生活中避免接触各种洗涤剂、肥皂和有机溶剂等可能的刺激物或过敏原。

（4）工作中有可疑接触及长期湿手作业的人应在工作时佩戴防护性手套，但应尽量缩短戴手套的时间。

（5）皮肤屏障功能受损是手部湿疹发病的中心环节，所有患者都应长期使用润肤剂，加强润肤保湿，特别是在洗手后，须立即涂抹保湿霜。

## 130．如何预防湿疹？

（1）尽可能寻找该病发生的原因，故需对患者的工作环境、生活习惯、饮食及情绪等深入了解，并对全身情况进行全面检查，如有无慢性病灶及内脏器官疾病，以除去可能的致病因素。

（2）避免各种外界刺激，注意居住环境的温度和湿度，避免搔抓及过度清洗，选用棉质宽松的衣物、床单等生活用品。

（3）合理饮食，避免易致敏和有刺激性的食物，如鱼、虾、浓茶、咖啡、酒类等。

（4）皮损治愈后需继续保湿治疗，选择良好的保湿剂保护皮肤屏障功能，沐浴后即刻外涂保湿剂以保持皮肤水合状态。

（5）湿疹是一种慢性复发性疾病，遵医嘱用药，维持治疗，充分发挥湿疹患者的主观能动性和依从性。

## 131．什么是荨麻疹？

荨麻疹是由于皮肤、黏膜小血管扩张及渗透性增加出现的一种局限性水肿反应，是一种瘙痒性皮肤病，主要表现为高出皮肤的风团，可伴有血管性水肿。荨麻疹可发生在任何年龄段，女性多于男性，有15%～25%的人一生中至少发作过一次荨麻疹。

我们常听到"风疙瘩""风片""冷风疙瘩"等，这些就是风团，主要是因为真皮水肿，皮肤毛细血管和小血管扩张充血，淋巴管扩张及血管周围轻度炎症细胞浸润，组织液通过毛细血管渗透到皮下组织，就像蚊子叮咬后起的扁平的、高起皮肤的隆起，一般会瘙痒难耐，频繁发作，非常痛苦，影响生活质量。荨麻疹的病因很多且杂，食物、药物、冷热刺激、花粉、昆虫叮咬、病毒或细菌感染、精神紧张等都可以诱发。

## 132. 荨麻疹的临床表现和分类有哪些？

荨麻疹临床表现为风团和/或血管性水肿，发作形式多样，风团的大小和形态不一，多伴有瘙痒。病情严重的急性荨麻疹还可伴有发热、恶心、呕吐、腹痛、腹泻、胸闷及喉梗阻等全身症状。荨麻疹有自发性荨麻疹和诱导性荨麻疹两种，诱导性荨麻疹根据是否与物理因素有关分为物理性荨麻疹和非物理性荨麻疹。不同类型荨麻疹其临床表现有一定的差异。根据病因和病程等特征，荨麻疹可以分为急性荨麻疹和慢性荨麻疹、物理性荨麻疹、其他特殊类型荨麻疹。

（1）急性荨麻疹：病程在6周以内，以药物、食物和感染为较常见的病因，一般发病急的患者常突然自觉皮肤瘙痒，很快在瘙痒部位出现大小不等的红色或苍白色风团，呈圆形、椭圆形或不规则形，散在或融合成片。数分钟至数小时内水肿减轻，风团变为红斑并逐渐消失，不留痕迹，皮损持续时间一般不超过24小时。但新风团可此起彼伏，不断发生，多以傍晚较多。病情严重者可伴有胸闷、心悸、头晕、恶心、呕吐、腹痛甚至血压降低等过敏性休克表现。部分患者可因胃肠黏膜水肿出现腹痛，剧烈时颇似急腹症。感染引起者可出现高热、寒战等全身中毒症状。

（2）慢性荨麻疹：病程持续6周以上，且每周发作至少2次，患者全身症状一般较轻。风团时多时少，反复发作，常达数月或数年。

（3）物理性荨麻疹：①皮肤划痕症，也称人工荨麻疹，表现为用手搔抓或用钝器划过皮肤1~3分钟，沿划痕出现条状风团，伴不同程度的瘙痒，数分钟后即消退；可与荨麻疹伴发，也可单独存在。②冷接触性荨麻疹，遇到冷的物体（包括风、液体、空气等），在接触部位形成风团。③迟发性压力性荨麻疹，垂直受压后30分钟至24小时局部形成红斑样深在性水肿，可持续数天。④日光性荨麻疹，日光照射后数分钟在暴露部位出现红斑和风团。1～2小时可自行消退，严重者在身体非暴露部位亦可出现风团。其可由中波、长波紫外线或可见光及人造光引起。⑤热接触性荨麻疹，分为先天性和获得性两种。先天性热接触性荨麻疹亦在幼年发病，为常染色体显性遗传，43℃温水接触刺激后1～2小时在接触部位出现风团，4～6小时达到高峰，一般持续12～14小时。获得性热接触性荨麻疹用装有43℃温水的试管接触皮肤，约数分钟就在接触部位出现风团和红斑，刺痛持续1小时左右自行消退。⑥胆碱能性荨麻疹，在青春期多见，由于运动、受热、情绪紧张、进食热饮或酒精饮料使胆碱能神经发生兴奋性冲动而释放乙酰胆碱，诱发肥大细胞和嗜碱性粒细胞释放组胺而发病。常在受刺激后数分钟即出现风团，直径1～3mm，周围有明显红晕。常泛发于躯干上部和上肢，或除掌跖以外的任何部位，皮损互不融合，可持续0.5～1.0小时，或达数小时之久；自觉剧痒，有时仅有剧痒而无皮损。偶尔会伴发乙酰胆碱的全身反应，如流涎、头痛、脉缓、瞳孔缩小及痉挛性腹痛、腹泻、恶心、呕吐、哮喘、晕厥甚至休克。病情一般经数月或数年后逐渐缓解。

（4）特殊类型荨麻疹：①接触性荨麻疹，患者在接触到某一种物质后能够引起皮肤风团和红斑。如荨麻、桂皮醛、山梨酸、马铃薯、乳胶、丙酸苯汞等后发生风团。②水源性荨麻疹，皮肤接触水后即刻或数分钟后出现风团，与水温无关，持续时间在1小时之内。

## 133. 如何治疗荨麻疹？

（1）急性荨麻疹：主要治疗方法是避免触发，在喉部发生水肿时建议使用肾上腺素，另外根据需要定期服用第二代抗组胺药。

（2）慢性荨麻疹：可以根据需要或定期服用非镇静的抗组胺药，大多数患者对这种治疗反应良好。

（3）诱导性荨麻疹：有必要确定刺激原因并避免，抗组胺药可以在持续暴露于触发器的情况下提供一定程度的保护。

（4）其他形式的荨麻疹和血管性水肿：必须与其他形式的急性和慢性自发性荨麻疹区别开来，以便正确治疗。

### 134. 治疗荨麻疹的常用食疗方法有哪些？

除了正常药物治疗和避免接触过敏原之外，日常的饮食调养很重要，从中医辨证施膳角度来看，具体方法如下。

（1）风寒型荨麻疹食疗菜谱：生姜桂枝粥，生姜 10 片，桂枝 3 克（研末），米 5 克，红糖 30 克，煮稀粥食，每日 1～2 次。

（2）风热型荨麻疹食疗菜谱：冬瓜芥菜汤，冬瓜 200 克，芥菜 30 克，白菜根 30 克，芫荽 5 株，水煎，熟时加适量红糖调匀，即可饮汤食用。

（3）气血两虚型荨麻疹食疗菜谱：①牛肉南瓜条，牛肉 300 克，南瓜 500 克，牛肉炖七成熟，捞出切条，南瓜去皮、瓤，洗净切条，与牛肉同炒即可。本品具固卫御风之功，主治荨麻疹属风寒者，皮疹色淡呈丘疹状，遇寒更加严重者。②醋姜汤，姜 50 克，醋半碗，红糖 100 克。每次 1 小杯，每日 2～3 次。具有活血消肿、散寒止痒之功效，主治因食鱼蟹等引起的荨麻疹瘙痒难耐者。

### 135. 常见荨麻疹要如何护理？

（1）注意寻找过敏原，如发现对某种食物或药物过敏时，应立即停用。

（2）患者应卧床休息，宜食清淡、富含维生素的食物，并禁食辛辣刺激性食物及鱼、虾等水产品。

（3）患者多饮水，注意保暖，保持大便通畅。床单被褥要清洁，保持室内安静。

（4）禁止用手抓挠局部，使病情加重。

（5）及时使用抗过敏药物或在局部涂抹药膏。

## 136. 血管性水肿是什么？

血管性水肿是一类限局性的皮肤水肿病变。它与荨麻疹的不同之处是水肿发生于皮下组织，由于位置较深在，所以在皮肤上的界限不很清楚。它好发于皮肤比较疏松的部位，如唇、眼睑、外生殖器等。皮下组织感觉神经较少，水肿对其的刺激也较轻，所以瘙痒不明显。由于皮肤损害位置较深，所以除非在皮肤菲薄的唇和眼睑，一般也看不到血管扩张所致的红晕。

血管性水肿在临床上表现为突然发生的皮肤水肿，大多由Ⅰ型过敏反应引起。患者在接触致敏物后数小时内发生反应；因注射药物或虫蛰引起的则反应发生迅速，症状也明显。

大部分血管性水肿是由食物或药物致敏引起的，但只有小部分能查明致敏物。因注射或虫蛰引起的反应则大多能查明原因，但在后一种情况，确定叮蜇昆虫的类别往往也很困难。

血管性水肿也常与荨麻疹同时发生。水肿一般持续数小时至2~3天，消退后不遗留痕迹。反复发作者，其发作部位常比较固定。除非水肿发生于重要部位，患者症状轻微，主要为局部胀感，可能有微痒，也可能完全没有痒感。发生于特殊部位的血管性水肿则可引起特殊症状，如发生于食管可有吞咽困难，发生于喉则可致声哑和呼吸困难，后者是过敏反应临床最紧急的情况之一。因注射药物或虫蛰引起的血管性水肿常伴过敏性休克发生。因食物所致者则一般发展较缓慢，临床症状也较轻。

血管性水肿能确定致敏物的，避免与致敏物接触是最有效的防治办法。原因不明的可用抗组胺药治疗。症状严重的或发生喉水肿的可加用糖皮质激素。

 **137.** 什么是接触性皮炎？

接触性皮炎是皮肤接触了某些物质后发生的炎症反应，它可分为刺激性皮炎和过敏性接触性皮炎两大类。①刺激性皮炎：因接触一些刺激性很强的物质引起的，如强酸、强碱；或刺激性虽不太强，但接触时间较长的刺激物（如肥皂、洗衣粉、汽油、稀料等）而引起的。它不属过敏反应，其致病作用具有普遍性，即任何人在这种情况下都会发生此类皮肤反应。②过敏性接触性皮炎：少数具有过敏反应体质的人在接触了某些通常不具有刺激性的物质（如某些植物、药物、化妆品等）而发生的皮肤反应。反应可在接触的当时发生，也可在接触一段时间后发生。

 **138.** 接触性皮炎是如何发生的？

可引起过敏性接触性皮炎的物质很多，致敏物是其中某一或某些化学成分，常见的有以下几类。

（1）动物：如动物的皮屑、毒液，昆虫的鳞片、毫毛，以及禽类、啮齿类、昆虫的排泄物。

（2）植物：许多植物及其产品具有致敏作用，如毒葛、漆树、橡树、蓖麻、银杏、补骨脂等。

（3）化学品：主要有各种化妆品、染发剂、香水、油彩等。

（4）日常生活用品：如洗涤剂、肥皂、皮革、橡胶制品、塑料、化纤衣料、饰物等。

（5）化工原料：如油漆、石油、染料、金属及金属盐等。

（6）药物：如外用汞剂、磺胺类、抗生素等。

过敏性接触性皮炎大多属于Ⅳ型过敏反应，皮肤病变表现为界限清楚的湿疹样损害。急性型为红斑、丘疹、水肿、渗液甚至溃烂；慢性型多表现为鳞屑、结痂、皮肤增厚、皲裂等。局部瘙痒是最常见的症状，急性型还可有疼痛和烧灼感。少数急性病例有全身症状，包括发热、畏寒、恶心、头痛等。出汗、搔抓、饮酒及进食辛辣食品可使症状加重。

避免接触致敏物是最有效的防治措施。急性期可用洗剂，慢性期可用含皮质类固醇的软膏或霜剂，并配合对症药物治疗。

## 139. 什么是染发皮炎？要注意什么？

染发皮炎属于接触性皮炎，是一些人的皮肤对染发剂成分的过敏反应。具体临床表现：染发者可在 1~2 天内发病，早期表现为头皮红斑，继而肿胀、渗出、糜烂，自觉瘙痒、灼热等，严重者头皮及面部，特别是眼睑和耳郭高度肿胀。如果在急诊期处理不及时，可演变成亚急性皮炎，此时红肿减轻，丘疹、水疱干涸，出现鳞屑结痂，仍感瘙痒。由于反复搔抓刺激，头皮增厚。

在染发前可以做一简单的过敏试验，取少许染发剂涂在前臂皮肤，观察 5~10 分钟，无异常反应后方可小心染发，若受试部位皮肤潮红、瘙痒，说明对该染发剂过敏，绝对不能使用。但这种试验也不是百分之百地能筛查出是否对染发剂过敏，有些人过敏还和剂量的多少有关。

下列人群不适宜染发：

（1）头皮有毛囊炎、皮肤溃疡和对染发剂过敏者。

（2）有湿疹、过敏性鼻炎、哮喘等过敏性体质患者。

（3）孕妇禁止染发，哺乳期女性染发要慎重。

（4）准备生育的夫妻尽量不要染发。

（5）老年人、代谢差的人尽量不要染发。

 ***140.*** 接触性皮炎应如何护理？

（1）饮食方面，以清淡易消化饮食为主，保证新鲜蔬菜、水果的摄入，忌食辛辣刺激、茶、酒、咖啡等易兴奋食品。

（2）注意休息，保持环境清洁、安静，空气新鲜。

（3）避免外界刺激，不要抓挠皮损处，皮炎处红肿或有破损时应及时就医。

（4）注重发病规律，不要接触已确认的过敏原。

 ***141.*** 什么是光过敏？

光过敏常常用于描述阳光照射后皮肤出现痒及红疹的状态。最常见的光过敏类型为多形性日光疹，其他类型包括光线性痒疹、日光性荨麻疹、光敏性药疹等。

光过敏症状主要包括红疹、瘙痒或疼痛、小的风团疹，可融合成片、脱屑，症状严重时可出现光暴露部位皮肤水疱、水肿以及结痂。皮疹多于接触阳光后数分钟到数小时出现症状，上述症状可单独出现或多个合并出现，部分患者可伴有发热或寒战。

易感因素包括种族为白种人，接触或食入光敏感物质，伴随其他皮肤疾病，有光过敏家族史。光过敏的预防，首先需要避免强光照射，上午 10 点至下午 4 点为日照最强时间段，春、夏季该时间段尽量避免外出，冬季也应避免日晒强度的突然变化；需要进行物理或化学防护，如戴大帽檐遮阳帽，涂防晒霜，穿长袖衣物；还有重要的一点是避免接触光敏感物质，如磺胺类、四环素、噻嗪类利尿药，以及野生植物如防风草或酸橙等。

若皮肤反应较轻，可以用局部冷敷或芦荟膏外敷，有利于皮肤的自我修复并缓解红肿。对于发作迅速且皮损较严重的患者，常应用一些口服抗组胺药物以及外用的类固醇激素类药物。对于特别严重的皮疹，可考虑物理疗法如紫外线照射。另外，抗疟药、沙利度胺等免疫抑制剂也可用来治疗一些难治性皮疹。当然，最重要的是出现症状后及时就医，医生会根据患者病情选用最合适的治疗方式，千万不能盲目自行用药。

# 八

# 食 物 过 敏

 **142.** 消化系统可能发生哪些过敏反应？

　　消化系统过敏反应可以发生于从口至肛门的各个部位，其中有些症状是极常见的，如消化不良、腹胀、腹痛、嗳气、恶心、慢性咽炎、反酸、腹泻等，因此其过敏反应病因常被忽视，或根本不为临床工作者所承认。表 8-1 是可能与过敏反应有关的消化系统疾病和症状。

表 8-1　可能与过敏反应有关的消化系统疾病和症状

| 部位 | 疾病和症状 |
| --- | --- |
| 口、唇 | 口疮、舌炎、唇炎、血管性水肿、地图舌、龈炎、接触性皮炎、复发性唇单纯疱疹、黏膜疹 |
| 咽 | 慢性咽炎 |
| 食管 | 血管性水肿、贲门痉挛 |
| 胃 | 胃炎、幽门痉挛、反酸、胃溃疡、嗳气、恶心、呕血 |
| 小肠 | 消化不良、腹胀、腹痛、腹泻、十二指肠溃疡 |
| 大肠 | 肠绞痛、黏液性肠炎、激惹性肠炎、吸收不良综合征、乳糜泻 |
| 胰 | 慢性复发性胰腺炎，出血性胰腺炎 |
| 肝 | 慢性肝炎、肝硬化 |
| 胆囊 | 胆绞痛、胆结石、胆囊切除术后综合征 |
| 直肠 | 腹泻、黏液性肠炎 |
| 肛门 | 肛门瘙痒症、接触性皮炎、血管性水肿、湿疹 |

以上所列疾病和症状中，有些纯属过敏反应；有的过敏反应为诸多病因之一；有的在疾病的发展过程中的某一阶段与过敏反应有关。

## 143. 消化系统过敏反应是怎样发生的？

消化系统过敏反应大多由食入物（包括食物、口服药等）引起，主要由食物引起，它也可由非食入物引起。消化系统过敏反应可属于Ⅰ、Ⅲ、Ⅳ型过敏反应。其中以Ⅰ型过敏反应为多见。

Ⅰ型过敏反应发生的机制是比较清楚的。患者可在食入有关食物后数分钟至数十分钟内发生反应，主要表现为口、唇、舌的限局性肿胀、瘙痒、刺激感、溃疡、水疱等。腹胀、腹痛、恶心、呕吐、腹泻等也是常见的消化系症状。消化道以外的表现可有休克、荨麻疹、鼻炎、哮喘、头痛等。由食物引起的Ⅰ型过敏反应中，消化系统以外的表现如荨麻疹、湿疹、血管性水肿等虽不属消化系统过敏反应，但较消化系统本身的症状多见。这类反应发生的机制也是肥大细胞脱颗粒和释放介质，介质可被血液带至远离消化器官的部位（例如皮肤），并在那里引起组织反应。反应也可不在消化系统发生。食物大分子抗原被消化道吸收进入血液，与血液中的嗜碱性粒细胞发生反应，释放出介质，再由血液将介质带至效应器官，在效应器官引起组织反应。当然，食物抗原也可经血液带至效应器官，与效应器官的肥大细胞接触，在局部引起过敏反应。

Ⅲ型过敏反应是食物抗原在血液中与先期产生的特异性食物抗体发生反应，形成免疫复合物，然后沉积在效应器官而引起的。这类反应要在接触致敏食物后 8~12 小时或更长时间才能发生，并需要反复刺激。

Ⅳ型过敏反应以发生于唇和肛门皮肤的接触性皮炎为多见。它通过淋巴细胞的增殖和淋巴因子的释放导致反应。这类细胞免疫反应的发生需要较长的时间，一般在接触致敏食物后 24~72 小时或更久才能发生。接触引起的 Ⅳ 型过敏反应不一定需要食入食物，有时单纯接触就足以引起反应。

食物抗原引起 Ⅰ 型和 Ⅲ 型过敏反应的先决条件是食物必须能通过黏膜进入体内。存在于黏膜表面的分泌型 IgA（SIgA）具有捕获和中和抗原的作用，因此能防止抗原物质进入体内。在 SIgA 缺乏的情况下，例如选择性 IgA 缺乏症患者，食物抗原就容易通过黏膜进入机体。肠道黏膜有急性炎症时，黏膜屏障作用减弱，未经充分消化的食物大分子容易通过屏障被吸收，也可导致食物过敏反应。

新生儿消化道中没有 SIgA，但在微生物和抗原性食物蛋白的刺激下，SIgA 的水平可迅速上升，并于 6 个月至 3 岁时达到成人的水平。因此，异性蛋白引入婴儿的食谱越晚，其通过肠黏膜的机会越少，引发过敏反应的机会也越少。母乳中含有 SIgA，并可保证婴儿的营养需要，所以 6 个月以内的婴幼儿要提倡母乳喂养。

##  144. 什么是食物过敏？

食物过敏是指暴露于特定食物时可重复发生的特定免疫应答引起的过敏反应。食物过敏原是指食物中的食物组成或特定成分。通常水果和蔬菜在生吃时会导致过敏反应，然而大多数食物过敏原在煮熟或在胃肠中消化后仍然会引起反应。

食物过敏是一个重要的、令人关注的公共卫生问题，其发病率一直呈上升趋势。在过去几十年里，食物过敏的发病率在儿童中迅速增加。地域、饮食暴露、年龄、种族及遗传等因素都会影响食物过敏的发生。对食物过敏患者来说，避免摄入问题食物本身较为容易，但要避免摄入这些食物的相关制品就难得多了。

食物过敏症状一般是在食用引起过敏的食物后几分钟至一个小时出现，可持续数天甚至数周。过敏反应的特定症状和严重程度受摄入的过敏原量和过敏者敏感性的影响。食物过敏者可出现皮肤症状，如发痒、发红、肿胀等；消化系统症状，如腹痛、恶心、呕吐、腹泻、口腔发痒和肿胀等；呼吸系统症状，如鼻和喉发痒与肿胀、哮喘等；眼睛发痒和肿胀；心血管系统症状，如胸部疼痛、心律失常、血压降低、昏厥、丧失知觉甚至死亡。

## 145. 食物过敏的分类有哪些？

食物过敏从发病机制上可大致分为 IgE 介导、非 IgE 介导及混合介导三大类。

（1）IgE 介导的食物过敏：食物暴露后快速出现反应，常引起急性荨麻疹、血管性水肿、接触性荨麻疹、严重过敏反应、食物依赖性运动诱发的严重过敏反应、花粉食物过敏综合征、过敏性鼻炎、过敏性结膜炎、哮喘、速发性胃肠道过敏等。

（2）非 IgE 介导的食物过敏：一般进食后出现反应相对晚，多为胃肠道症状。常见的有食物蛋白诱发的小肠结肠炎综合征、食物蛋白诱发的过敏性直肠炎等。

（3）混合介导的食物过敏：兼有以上两种类型食物过敏的发病机制，常见有特应性皮炎、嗜酸细胞性食管炎、嗜酸细胞性胃肠炎等。

## 146. 哪些食物容易导致过敏？

引发食物过敏的主要因素是食物中的蛋白质，几乎任何食物都可诱发过敏症状。目前已知可以引起过敏症状的食物有数千种，但是绝大多数的食物过敏都是由少数几种食物引起的。2010 年联合国粮农组织（FAO）公布目前已确定可以导致过敏反应的食物超过 170 种，其中 90% 的食物过敏反应都是由 8 类高致敏性食物引起，这些食物包括奶、蛋、鱼、贝类、大豆、花生、坚果和小麦。猪肉、牛肉、鸡肉、番茄、芹菜、胡萝卜、玉米、蘑菇、甜辣椒、大蒜、猕猴桃、橘子、菠萝、结膜、酵母等食物诱发的过敏反应较少。

## 147. 食物引起的消化系统过敏反应怎样诊断？

要确定患者的消化系统病变是由食物过敏反应引起的，必须满足以下 3 个条件。

（1）证明反应系由食物引起。

（2）排除了食物的其他不良反应。除了免疫性原因外，食物还可以通过其他机制引起不良反应，如肠道酶系统的缺陷导致食物不能被充分消化；食物本身的有毒成分导致的中毒反应；食物被污染导致的肠道感染或中毒；心理因素等。

（3）确定这种反应属于免疫反应。当发生反应时，医师和患者常企图用排除某种食物或增添某种食物来明确致敏食物。例如，在患者有消化道或消化道以外的过敏反应症状时，从其食谱中除去某种食物，或当患者没有症状时，往其食谱中加入某一食物，以观察患者的反应。这种方法在查明引起症状的有关食物时有用，也比较可靠，但它不能区别反应的类别。非免疫性原因引起的与食物相关的疾病和症状，也可因排除了某一有关食物而好转，或因增添了某一有关食物而加重。因此必须首先肯定患者的反应属于免疫反应。如果消化系症状伴随一些典型的过敏反应症状如鼻炎、哮喘、荨麻疹等出现，则消化系症状属于过敏反应的可能性也大。必要时，要通过特异性的检测手段予以证实。

## 148. 诊断食物过敏的方法有哪些？

（1）皮肤点刺试验：点刺针穿透角质层，使表皮暴露于食物过敏原溶液中，过敏原与组织肥大细胞表面的 IgE 抗体结合，引起 IgE 交联，肥大细胞释放过敏炎症介质。过敏炎症介质促使皮肤表面风团和红晕的产生。点刺试验结果判读：以风团的最长直径作为判断标准，直径>3mm 则为阳性。但风团大只提示这种食物过敏可能性大，不代表过敏症状重。

（2）抽血检测食物特异性 IgE 抗体：在实验室使用特殊仪器及试剂检测血清中某种食物对应的 lgE 抗体浓度，食物特异性 IgE 水平高于正常值，则提示患者对该过敏原致敏，有可能进食后出现症状。特异性 IgE 浓度越高，过敏的可能性越大。与皮肤试验类似，lgE 水平与患者过敏症状的严重程度不相关。

（3）食物激发试验：需要强调的是，无论是速发型反应还是迟发型反应，皮肤试验和抽血检测都不是确诊食物过敏的金标准，只是速发型由 IgE 介导，患者进行皮肤试验和抽血 IgE 检查的参考价值更大。这两种检查都只能提示某种食物过敏的可能性，但真正进食这种食物时，并不一定会有症状。

为了确证患者是否对某种食物过敏，金标准的判断方法是口服食物激发试验，即在医护人员的密切监测下，实际让患者分多次，由少到多，逐次进食可疑过敏的食物，再观察是否真的会诱发过敏症状。为了排除患者先入为主的倾向和恐惧心理的干扰，还可以采用双盲激发试验，即医生和患者都不知道他实际吃的是什么待测食物，如患者觉得自己喝的是苹果汁，实际检测的是混在其中的小麦粉，这样可有效减少假阳性结果。一旦患者在激发试验中出现皮疹、水肿、咳嗽、憋气甚至晕厥等过敏症状，则证实他对激发的食物过敏。

## 149. 皮肤试验测定食物过敏原的可靠性如何？

用食物过敏原进行皮肤试验以确定食物致敏物的可靠性比用吸入

过敏原试验的可靠性差得多。有人统计，用食物过敏原进行皮肤试验，其结果与病史符合的大约只占20%。所以食物过敏原皮试结果的判断必须结合患者的病史。当病史与皮试结果不符合时，宁愿相信病史而不相信皮试结果，除非皮试结果特别明显。

造成食物过敏原皮试结果与病史不符的原因主要有以下几个。

（1）食物过敏原本身致敏性的差别：食物过敏原中容易引起阳性皮试反应的有乳类、蛋类、鱼虾蟹类、核果类等。其他食物一般致敏性较差，不易引起阳性反应。

（2）食物加热后过敏原性的改变：许多食物需加热，烹制后才能食用。食物经加热后，食物蛋白的过敏原性多半要减弱，所以皮试反应呈现阳性的食物经加热后，患者食入可以不产生症状。加热的时间越长，温度越高，对食物过敏原性的影响也越大。所以有些对水果发生过敏反应者不能进食生水果，但却可食用罐头水果，因为罐头水果在制作过程中需经过加热的工序；有些对花生有过敏反应的患者可以食炸花生，但不能食煮花生，因为炸花生的温度较煮花生高，对过敏原的破坏也较大。

（3）食物消化对过敏原性的影响：正常情况下，食物经食入后，要经过胃、肠、胰、胆等消化器官的消化，裂解为小分子后才能被肠黏膜吸收，这与皮试时注入皮内的食物过敏原不一样，后者是大分子物质，而引起致敏和过敏反应的食物过敏原基本上都属大分子物质。

（4）食物添加物的作用：食物在加工过程中，常要添加各种调料，有的食物中还要加入防腐剂、色素等。患者的反应可能由这些添加物引起，而与食物本身无关，所以皮试时不出现反应。有的患者能吃充分洗涤并削皮的水果，而不能吃洗涤不净的带皮的水果，在这种情况下，引起反应的不是水果本身，而可能是水果上残留的农药。饮用黄色饮料引起过敏反应的较多，是因为饮料中加入的色素（如柠檬黄等）有较强的致敏作用。

所以，对于食物皮试的结果必须结合病史，多做分析，才能得出正确结论。当用皮试不能得出明确结论时，最可靠的试验方法是进行食物激发。口服食物激发试验是判断食物过敏的金标准，要在医护人员的密切检测下，让患者分多次，由少到多，逐次进食可疑过敏的食物，再观察是否真的会诱发过敏症状。

## 150. 食物过敏反应怎样治疗？

食物过敏反应的治疗分特异性治疗和非特异性治疗两方面。

特异性治疗主要是避免进食致敏食物。为求避免有效，应务求彻底。例如，避免进食牛奶应包括一切奶制品，如含奶的冷饮、饮料、糕点和其他食物。应用代用食物也是一种避免的方法，例如用羊奶、马奶等代替牛奶，用豆浆代替奶类，用炼乳或奶粉代替牛奶等。患者对代用品也可能敏感，所以应用前也应先用小量试验。

一般来说，致敏食物的避免是有期限的，并不需要终生避免。有的患者在严格避免 3～4 年后，敏感性就逐渐消失；也有避免半年敏感性就消失的。如果避免不彻底，在此期间仍偶尔食用或时有小量食用，则敏感性将永远不会消失。当然，也有严格避免较长时期后敏感性仍不消失的，这类患者只有继续长期避免致敏食物。

食物经加热后致敏性可降低，所以对生食食物如水果、某些蔬菜等敏感者，可将其加热烹调后再食，可能能够避免发生反应。

脱敏治疗是非常有前景的治疗方法，但是目前尚无成熟的食物特异性免疫治疗方案，仍处于临床研究中。许多食物过敏儿童会随着年龄增长自发耐受，尤其是牛奶、鸡蛋、小麦和大豆，所以食物的脱敏治疗不能作为常规治疗。应用食物抗原，采用少量递增的方法进行脱敏治疗，从理论上讲，应该和吸入物脱敏同样有效，但实际上大多无效。所以食物过敏反应一般不推荐脱敏治疗。

非特异性治疗主要是通过各种药物的应用来防止或拮抗食物过敏

反应的临床表现。当出现食物相关的过敏反应时，要及时评估病情严重度，迅速治疗。肾上腺素是严重过敏反应的一线用药。应使用肾上腺素笔或肌内注射 1∶1000 的肾上腺素（0.1mg/kg）紧急治疗，儿童最大用量不超过 0.3mg，根据发作的严重程度和对首剂注射的反应，可按需间隔 5～15 分钟后酌情重复使用。常用的抗过敏药物包括西替利嗪、氯雷他定及糖皮质激素等。此外，腹泻患儿会应用肠道黏膜保护剂、益生菌治疗；湿疹患儿应用局部保湿、润肤护理，必要时应用激素、免疫抑制剂治疗。

## 151. 食物过敏如何预防？

对食物的敏感可能起始于胎儿时期。有学者建议在有过敏史的家族中，妇女在孕期及哺乳期应注意限制饮食，少食容易引起过敏的食物，减少婴幼儿的被动致敏。母乳所含的各种酶及免疫球蛋白都符合婴儿的需要，蛋白质的种类也更适合于婴儿。大多数学者建议在婴幼儿阶段不要过早地添加辅食，目前主张婴幼儿母乳喂养至少 6 个月。但也有学者提出孕妇膳食尽可能多种多样，使胎儿在早期还不会识别"自体"与"异体"时即接触多种食物。

食物过敏者预防的基本原则包括以下几个方面。

（1）对自己的病情有充分的了解，当被问及如何为自己准备食物时可以准确、清晰地作出回答。

（2）将自己的特殊需要预先告知准备食物的人。为了避免语言表达上的模棱两可，也便于厨师日后参考，可作书面要求。如此一来，无论负责准备食物的是朋友、同事还是专业大厨，都会对所做饭菜更加放心。

（3）说服厨师按照自己的要求准备食物，告知其这样做不但会使你感到安全，同时也会让厨师轻松许多。直接与厨师沟通，服务员并没有义务将你的要求准确传达给厨师。

（4）面对任何不能确定是否安全的食物，消除疑问后再动口。

（5）除非可以确定很安全，否则任何时候都不要轻易食用别人制作的食物。

（6）检查厨房使用原料标识，以防万一。

# 九

# 药 物 过 敏

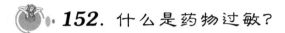

## 152. 什么是药物过敏？

随着全球医药事业的发展和医疗体系的完善，临床上药物的使用频率越来越高，产生的药物不良反应也越来越多。药物过敏累及全身各器官、系统，其中最常见的是累及皮肤黏膜组织。当药物过敏一旦发展为出现多器官损伤或多系统功能障碍时，容易导致死亡。

药物过敏是免疫系统对药物的反应。任何药物（非处方药、处方药或草药）都可能会引起药物过敏。然而，某些药物更容易引起药物过敏。

药物过敏最常见的症状是荨麻疹、皮疹或发热。但药物过敏也可能引起严重反应。

药物过敏与药物不良反应不同。药物不良反应是已知可能对药物产生的反应。药物不良反应列在药物说明书上。药物过敏也不同于药物毒性。药物毒性由用药过量引起。

## 153. 药物过敏的特点有哪些？

药物过敏的特点包括：①仅发生于少数过敏体质的人；②过敏的临床表现与已知药物的药理和毒理作用无关；③首次发病均有潜伏期，一般至少1周；④再次发病无潜伏期；⑤一般均发生于多次药物接触后；⑥药物过敏的诱发剂量一般均较低；⑦过敏反应和药物剂量无线性关系；⑧口服药物出现过敏的概率要小于局部、皮下和静脉给药；⑨出现药物过敏首先应立即停止使用致敏的药物，而非调整药物的剂量，糖皮质激素治疗大多有效；⑩药物过敏反应一般应具有较典型的过敏症状和体征。

## 154. 药物过敏反应分类是怎样的?

药物过敏性疾病可分为 2 种类型，即免疫型和非免疫型。免疫型是按 Gell 和 Coombs 分类法将药物的过敏反应分为 4 型（表 9-1），这是目前已被广泛接受的分类。它描述了药物过敏反应导致临床症状的免疫作用机制，包括 Ⅰ 型反应（IgE 介导型）、Ⅱ 型反应（细胞毒型）、Ⅲ 型反应（免疫复合物型）和Ⅳ 型反应（迟发型、细胞介导型）。Ⅰ、Ⅱ型均由抗体所介导，通常在给药后几小时甚至几分钟内发生。而Ⅳ型由效应细胞所介导，通常在给药后 24~48 小时发生。

表 9-1　药物过敏反应分类

| 分型 | 临床症状 | 发病时间 |
| --- | --- | --- |
| Ⅰ | 过敏性休克、血管性水肿、荨麻疹、支气管痉挛 | 用药后 1~6 小时 |
| Ⅱ | 血细胞减少 | 诱发药物后 5~15 天 |
| Ⅲ | 血清病、荨麻疹、血管炎 | 7~8 天血清病或荨麻疹；7~21 天血管炎 |
| Ⅳ | 湿疹、斑丘疹、伴嗜酸性粒细胞增多和系统症状的药疹、史-约综合征、中毒性表皮坏死松解症、急性泛发性发疹性脓疱病 | 1~21 天湿疹；1 天至数天斑丘疹性发疹；2~6 周伴嗜酸性粒细胞增多和系统症状的药疹；4~28 天史-约综合征、中毒性表皮坏死松解症；1~2 天急性泛发性发疹性脓疱病典型症状 |

但有些药物过敏反应因缺乏免疫学机制方面的证据支持而难以归类，故将它们归为其他类型；另有一些药物过敏反应则可以导致多种类型的反应，如青霉素可致过敏症（Ⅰ型）、溶血性贫血（Ⅱ型）、血清病样反应（Ⅲ型）、局部用药时可致接触性皮炎（Ⅳ型）。还有一些药物过敏反应为混合型反应，即在发生Ⅰ型过敏反应的同时，又可能出现其他类型的过敏反应。药物过敏性疾病大多属于免疫型，少数为非免疫型。

 **155.** 药物过敏反应是怎样发生的？

药物过敏反应的发生需要具备几个条件：①患者必须有特应性素质，即过敏体质，不具备这种体质的人不会发生药物过敏反应；②药物必须有抗原性。有些药物的抗原性强，因此容易引起过敏反应，这类药物大多为大分子物质；或本身分子量不大，但进入人体后可与人体蛋白结合而成为大分子量物质，这类药物称为半抗原，如青霉素、磺胺类药物等。有些药物不具备抗原性，所以不会引起过敏反应，这类药物多为小分子物质，如葡萄糖、碳酸氢钠等。

药物过敏反应可属于四型过敏反应中的任何一类型，其发生过程简单介绍如下。

（1）Ⅰ型过敏反应：药物抗原通过不同途径进入人体，致敏肥大细胞。被致敏的肥大细胞再次接触同一药物，即通过一系列反应释放出介质。其中最重要的是组胺，它引起小血管扩张、血压下降、液体渗出、平滑肌收缩等一系列反应。这些反应中最常见的是发热和皮疹，分别称为药物热和药物疹。

（2）Ⅱ型过敏反应：药物分子附着在细胞膜上，一般是血细胞膜上，并刺激人体产生相应的抗体，抗体和附着在细胞膜上的药物抗原发生抗原-抗体反应，导致该细胞的破坏，在这过程中，还可以有补体参与作用，使反应加剧。

（3）Ⅲ型过敏反应：药物抗原刺激人体免疫系统产生抗体，抗原抗体形成免疫复合物，后者沉积于组织，激活补体，并吸引中性粒细胞到反应部位，中性粒细胞吞噬免疫复合物，释放出溶酶，溶解组织，引起损伤。小血管由于其特殊结构，容易发生免疫复合物沉积，所以Ⅲ型过敏反应的基本病理改变是血管炎。它引起继发的组织损伤，这种损伤一般是不可逆的，即使经过治疗，损伤愈合，受损器官的功能也难以恢复。

（4）Ⅳ型过敏反应：这型反应没有抗体参与。药物抗原直接致敏淋巴细胞，被致敏的淋巴细胞再与药物抗原作用，直接引起组织损伤。这类反应属细胞免疫反应，发展较慢，常在接触药物后 24 小时或更长时间才产生临床表现。

## 156. 药物过敏反应有哪些临床表现？

药物过敏反应可以导致机体的组织损伤或生理功能异常，其反应性质可以是任何类型的过敏反应，也可以是多型过敏反应的综合。药物过敏反应的临床表现多种多样，可以仅局限在某一组织器官或某一系统，重者可以危害全身所有组织器官。临床表现主要为全身过敏反应、药物热、药疹、血清病、血管炎、血细胞改变、肺损害、肝损害、肾损害、神经系统损害、自身免疫病和其他系统损害等，根据病理改变，药物引起过敏反应的临床表现及相关疾病可分为如下几个方面。

（1）微血管通透性增高：药物过敏反应引起局部和全身微血管扩张与通透性增加，因发生部位的不同，其临床表现也有所差异。局部微血管扩张和通透性增加导致皮肤黏膜水肿、渗出、分泌物增多，可出现皮红、皮痒、皮疹、皮肤黏膜感觉异常、鼻塞、打喷嚏、流清涕、咽喉堵塞（窒息）、胸闷、气短、咳嗽、喘息、腹泻等。全身微血管扩张和通透性增加可引发全身血容量骤降而导致过敏性休克。

（2）平滑肌收缩：药物过敏反应引起的平滑肌收缩可以发生在不同的器官，若在支气管可引起胸闷、气短和哮喘发作等；在胃肠道可引起腹痛和肠鸣活跃；在胆道可引起胆绞痛；在输尿管可引起输尿管绞痛；在子宫可引起下腹痛、子宫出血和流产等。

（3）分泌物增多：药物过敏可刺激炎症介质的释放，引起腺体分泌增多。药物过敏若在结膜可引起流泪；若在鼻腔可引起流涕增多；在支气管可出现白痰增多；在肠道表现为黏液性肠炎。这些分泌物中，可查到嗜酸性粒细胞，有时该检查可作为鉴别诊断的重要依据。

（4）炎症反应：药物过敏反应可以刺激体内的组织器官，引起炎症反应。如果炎症不能及早控制还会诱发自身免疫反应，导致组织纤维增生和肉芽肿形成，最终形成瘢痕，使器官的功能受限。常见的临床表现包括炎症细胞浸润、上皮损伤、淋巴组织反应、血管炎、形成肉芽肿。

（5）过敏反应：药物导致的过敏反应属于异常免疫反应，以皮肤瘙痒、皮肤潮红、皮肤丘疹、发热与心悸等为主要临床症状，严重者会出现哮喘、喉头水肿、呼吸衰竭、血压下降和过敏性休克，甚至死亡。这种过敏反应一般发生在用药后半小时内，特别是在数分钟内，注射用药发生概率多于口服药。青霉素类和头孢菌素类是最常见引发过敏的药物，其他药物如解热镇痛类药物、静脉麻醉药和神经肌肉阻滞剂等也常引起过敏反应。

（6）血清样反应：药物过敏也可引起血清病样反应。患者临床表现为低热、荨麻疹、关节肿痛、淋巴结肿大、腹痛、肝脾大、蛋白尿和周围神经炎等。严重者可因血管神经性水肿、喉头水肿或脑水肿而死亡。血清病样反应的发病机制不甚清楚。其症状和体征多在用药后数小时至3周发生，停用相关药物后仍可持续数天。周围神经炎消失较慢，甚至完全不消失。但发热消退较快，一般在48小时内。全部症状的消失大约需要3周。主要治疗措施是立即停用致敏药物，严重患者需要使用皮质类固醇。常见致敏药物有β-内酰胺类抗菌药物、链霉素、四环素、磺胺类、巴比妥类、硫氧嘧啶类等。

（7）自身免疫反应：药物可引起系统性红斑狼疮，临床表现为多系统和器官损害包括发热、关节肿痛、皮肤损害（蝶形红斑、盘形红斑、黏膜溃疡、雷诺现象等）、血液学异常（贫血、白细胞减少、血小板减少等）、心脏损害（心包炎、心肌炎和心内膜炎）等，但较少累及中枢神经系统与肾脏。引起系统性红斑狼疮的常见药物有普鲁卡因胺、异烟肼、氯丙嗪、青霉胺、甲基多巴、奎尼丁、柳氮磺吡啶、四环素等。一般停用致敏药物后症状逐渐改善。

（8）药物热：药物热与一般感染性发热不同，如果是首次用药，发热可经 1～2 周的致敏期后发生。如果是再次用药，由于人体已经被致敏，发热可以在 1 小时至数小时内发病。药物热没有特征性的热型。一般是持续的高热，常 39℃，甚至 40℃ 以上。患者发热虽高，但一般情况尚好，与热度不成比例。发热快慢与给药途径有关，注射药物发病较快，口服药物则较缓慢。有时同时伴有药疹等。应用各种退热措施（如退热药）效果不好，但停用致敏药物，同时使用抗过敏药如抗组胺药物或糖皮质激素，体温可以恢复正常。有时即使不采取抗过敏措施，一般停药后 1～2 天体温也能自行下降。常见致敏药物包括青霉素类、头孢菌素类、利福平、磺胺类、喹诺酮类、某些中药类（如双黄连注射剂、血塞通、鱼腥草注射剂、牛黄解毒丸和丹参）等。

（9）药疹：由药物过敏反应引起的皮疹。其形态多样，不同药物可以形成相同的药疹，同一种药物也可出现不同的药疹。药疹的基本特点是发病突然，一般均对称分布（固定性药疹除外），泛发全身或仅限于局部，损害多形，常伴有皮肤瘙痒。临床上常见药疹类型有荨麻疹样药疹和血管性水肿、猩红热样药疹、麻疹样药疹、药物性湿疹样皮炎、过敏性紫癜、血管炎、多形性红斑、剥脱性皮炎、固定性药疹等。

（10）血细胞损害：严重的药物过敏反应可有血嗜酸性粒细胞增

多。Ⅱ型药物过敏反应常导致血细胞减少，可仅表现为某一种血细胞减少，也可表现为全血细胞减少。

（11）肝、肾损害：许多药物要经过肝代谢或经肾排泄；肾又具有丰富的小血管，容易发生免疫复合物沉积，所以全身性药物过敏反应常伴有肝、肾损害。药物过敏反应伴有肝、肾功能异常是病情严重的一个标志。

（12）过敏性休克：药物过敏性休克系人体对药物产生强烈的过敏反应，引起急性微循环功能障碍所致。它是最严重的药物过敏反应性疾病，如不及时抢救可导致死亡。药物过敏性休克发病迅速，50%的患者在5分钟内出现症状。临床表现多为全身性过敏反应症状，如胸闷、气短、喉痉挛、喘息、意识障碍、血压急剧下降。引起过敏性休克最常见的药物有青霉素类、头孢菌素类，其次为氨基糖苷类、喹诺酮类、大环内酯类，其他药如紫杉醇、奥沙利铂等。一旦发生过敏性休克，应迅速就地抢救。

（13）流感样综合征：使用某些药物后出现类似流感样的症状称为流感样综合征。临床特点为畏寒、发热，体温37.5～38.5℃，但很少超过39℃（干扰素及两性霉素B除外），伴头晕、头痛、乏力、全身不适、四肢肌肉或关节酸痛；无受凉诱因，出现鼻塞、打喷嚏、流清涕、咽干痛、颜面潮红。用药0.5～2小时后发作，持续36小时，停药后全部症状消失或迅速减轻，血嗜酸性粒细胞可升高，抗感染治疗无效。

## 157. 什么是血清病？

血清病是应用血清制剂进行治疗时发生的一类过敏反应。在化学治疗剂和抗生素问世以前，血清制剂的应用十分普遍。患者于接受抗血清注射后，抗血清中的异性蛋白抗原使人体致敏，产生相应的抗体，并与抗原形成相应的免疫复合物，后者沉淀于血管壁，并激活补体。被激活的补体一方面释放介质导致血管扩张、液体渗出及血管内凝血等病变，另一方面吸引中性粒细胞到复合物沉积的部位，并吞噬免疫复合物，释放出溶酶，导致组织损伤。所以血清病是一典型的Ⅲ型过敏反应病。

血清病不一定都由血清制剂引起，血清以外的致敏物也能引起类似的反应。自从抗生素问世以来，必须应用血清制剂治疗的病已只限于破伤风、白喉、狂犬病、气性坏疽、肉毒杆菌中毒、毒蛇或毒蜘蛛咬伤等有限的几种疾病，而非血清类物质引起的类似情况仍时有发生。这类物质包括细菌、病毒、昆虫毒、药物半抗原等。药物半抗原中最常引起此类反应的是青霉素和磺胺类药物。有人将这类不是由血清引起的类似血清病的反应称为血清病样反应，也有人把它也称为血清病。

典型的血清病在用药后 7～14 天发生，临床除表现发热外，最常见的体征是皮疹、淋巴结肿大和关节肿痛，有的还有肝脾大，并可有面部、四肢等处水肿和蛋白尿等。腹痛、腹泻、皮下淤血、咳嗽、哮喘以及心和神经系统的病变也可发生。如肾功能严重受损或发生喉水肿，则有生命危险。

因应用血清制剂而发生的血清病临床表现常较轻，一般随着体内异种血清蛋白水平的逐渐下降，症状和体征也逐渐消失，而药物半抗原引起的反应常可较重。

## 158. 血小板减少性紫癜是怎样发生的？如何治疗？

血小板是参与凝血的重要成分。血小板减少的直接影响就是妨碍凝血，导致出血，在皮肤下的出血称为紫癜。当血小板数大幅度下降时，可发生严重的出血以至危及生命。

血小板减少可以是由于血小板的生成减少，血小板的破坏增加，也可以是由于血小板的分布异常。例如，正常情况下，约有20%的血小板贮存在脾内，而当脾极度增大时，80%的血小板可停留在脾内，从而使血液中的血小板计数明显下降。

血小板破坏加速是引起血小板减少的常见原因。血小板的寿命可以从通常的10天左右减至不到1天。引起血小板加速破坏的原因中，过敏反应是最常见的。

本病分急性和慢性两型。急性血小板减少性紫癜以儿童多见。发病前1~3周或更长时间常有感染史，如上呼吸道感染、麻疹、风疹、水痘、腹泻等。起病常急骤，可发热；出血是突出的临床表现，通常表现为紫癜，鼻或牙龈出血，也可有消化道或泌尿道出血；少数病例在发病1~2周内可发生致命性的颅内出血。

慢性血小板减少性紫癜多见于成年人，一般起病缓慢，主要表现为长期反复出血，出血程度较轻。这类病变可能由药物引起。

血小板减少性紫癜常因药物过敏反应引起。可诱发血小板减少性紫癜的药物有巴比妥类、氯霉素、氢氯噻嗪、奎尼丁、金制剂、磺胺类、水杨酸类等。患者常在用药后数小时内出现症状，先有发热发冷、皮肤瘙痒及倦怠感，继而出现紫癜及黏膜出血，还可出现口腔溃疡。停用有关药物后，症状一般可在1周左右消失；但由奎尼丁引起者则症状可能延续至停药后10~14天；由金制剂引起的可能要在停药后数月，血中血小板计数才能恢复正常。如果患者不再接触此类药物，血小板数可不再下降；如果再次接触有关药物，血小板数又可下降。这种情况与骨髓受抑制不同，后者的恢复过程常很缓慢，或根本不能恢复。

## 159. 如何诊断药物过敏反应？

确定某种药物是否与某种过敏性疾病有关，主要依据仍然是推理的证据和医师的临床判断，因此在诊断药物过敏性疾病时应该注意了解以下几个方面。

（1）是否过敏体质：药物过敏反应仅见于少数过敏体质的人群。这些人群常有个人或家族过敏史。因此，用药时应仔细询问过敏史及家族史。

（2）既往药物过敏史：询问患者既往药物过敏史，以及过敏的临床表现和治疗情况等，有助于药物过敏的临床判断和治疗选择。

（3）了解原发病、过敏反应及相关疾病的临床表现，有助于对怀疑药物进行诊断和鉴别诊断。

（4）近期用药情况：需要对过敏患者近期用药情况进行详细询问，尤其是近1~2周用药情况进行深入调查，了解使用药物的名称、用药途径、用量和连续用药的时间等。

（5）药物过敏性疾病与用药的时间关系：对致敏和过敏反应时间的精确分析，可帮助推断致敏药物，一般而言，绝大多数药物的致敏时间就是该药物的潜伏期，即初次使用或接触药物至过敏反应出现的时间，常为7~10天，很少在1周以内。而反应时间，即药物过敏反应出现至末次用药相距的时间，一般很短。例如，过敏性休克多在末次用药后几秒至30分钟内出现，极少数病例可在1小时以上。过敏性休克多出现于过去已被致敏，并已有几天或几年时间未再接触，这次又使用该致敏药物之时。有些过敏反应时间可长达2天甚至几周，如血清病样反应。在判断药物与过敏反应发生的时间关系时，一定要详细询问患者在反应发生前的用药情况，特别是反应发生前2周以内的用药史。如果没有时间上的关联性，应该可以排除。不过，个别药物停用几周后，仍有可能会引起过敏反应。

（6）药物过敏的特异性诊断：旨在明确患者致敏的具体药物，这是防治药物过敏的关键。虽然目前药物过敏的特异性诊断方法不少，但准确率不高，常有假阳性和假阴性出现。据报道，药物特异性皮试的准确率只有50%左右，甚至有人报道仅有25%。有的检测法可能还会激发过敏反应，甚至出现过敏反应的加重而导致死亡。因此，临床上尽可能不做体内过敏试验，尤其是严重的和正在发生过敏反应的急性期患者应禁忌做体内试验。其诊断往往主要依靠详细的病史。若需做检测，应慎重考虑选择过敏反应阳性率高，但不易引起严重过敏反应的试验，并且须在药物过敏反应症状完全消失，再经过一段时间方可进行。一切过敏试验都应在严密观察及急救设备齐全的情况下进行。

## 160. 药物过敏反应如何治疗？

（1）停用致敏药物或可疑药物：一旦确诊，应立即停用引起或可能引起过敏的所有药物。停用过敏药物的同时，应选择患者不过敏药物继续原有疾病的治疗。过敏症状轻者，停药后不需治疗，过敏症状亦可自愈。症状较重者，停药后需要及时治疗，严重者需要紧急抢救。对于一些怀疑过敏的药物，确因病情需要，不得不用时亦可考虑在严格控制剂量和密切观察病情下，于用药前、用药中同时使用抗组胺药和糖皮质激素类药物，以防严重过敏的发生。关于药物过敏的脱敏疗法，临床争议较大，因有较高风险，应尽量少用或免用。

药物过敏的根本治疗在于病因治疗，即查明致敏药物并彻底避免它。但要做到这一点尚有一定难度。因目前供临床选用的特异性诊断方法有限，故在临床上对于药物过敏的治疗曾经流行过一句话，叫作"对药物过敏最好的治疗是没有治疗"。其含义是一旦发现药物过敏，在查明致敏药物之前，首先应把患者正在使用的一切药物全部停用。这一措施从某种角度看虽然有其重要意义，但亦未免失之武断。目前，对于药物过敏的治疗，还是主张首先尽早查明并停用致敏药物，然后采取有针对性的特异性治疗措施。

（2）对症与支持治疗：药物过敏一旦发生，除立即停用可疑致敏药外，还要根据病情采取各种非特异性对症治疗，病情危重者应立即进行抢救。

药物治疗主要为抗过敏治疗，常用的药物：①糖皮质激素类，能提高机体对细菌内毒素的耐受性。除了具有抗过敏、抗休克作用，还有很强的抗炎作用。对各种类型的过敏反应性疾病均有较好的治疗效果。常用药物包括甲泼尼龙、地塞米松和氢化可的松。②抗组胺类，可抑制组胺、5-羟色胺等炎症介质的释放，起到抗过敏作用。常用药有 $H_1$ 受体拮抗剂，如氯雷他定、左西替利嗪等；三环类 $H_1$ 受体拮抗剂，如羟嗪、多塞平等；组胺 $H_2$ 受体拮抗剂，如雷尼替丁、西咪替丁等。③其他制剂，钙制剂，如 10% 葡萄糖酸钙、氯化钙；维生素 C 等。在使用这些药物抗过敏治疗时要注意这些药物本身也可致敏。

还有一部分药物主要是对症治疗。支气管痉挛、呼吸困难、哮喘等较常见，可用支气管扩张剂如 $\beta_2$ 受体激动剂（沙丁胺醇、特布他林等）、茶碱类、抗胆碱能药物等。对严重的过敏反应如喉头水肿、血压下降或过敏性休克可用肾上腺素皮下注射、肌内注射或静脉滴注，但要注意避免发生心律失常和心肌缺血。对药物过敏性休克的治疗既要积极，也应慎重，抢救药物品种不宜过多，用量不宜过大，因为在药物过敏休克时期，患者常常处于一种高过敏状态，对于一些原来不过敏的药物也可能出现过敏现象。

（3）个体化的预防和治疗：①药物过敏的患者，应该有一个明确的、规律的、最新的慎用药物清单和一份可用的、替代的致敏药物清单。②当更换的药物与致敏药物属于同一类时，新药的应用需要在医护监督下做药物激发试验。③临床医生有必要给每一位患者做调查问卷（了解患者药物过敏史）。④预防措施，提前预防用药（如缓慢注射、提前应用糖皮质激素、$H_1$ 受体拮抗剂），尤其对非过敏性鼻炎非常有效，而对特异性 IgE 依赖的过敏反应临床效果不显著。

（4）脱敏治疗：脱敏治疗只用于某些过敏反应不严重但病情需要无法停药，又找不到替代药物时，方可考虑。临床上一般不采用脱敏治疗，特别是严重过敏反应者不用此法。脱敏治疗时应充分准备好抢救设施，以免发生严重过敏反应。一般从最低浓度开始，以后逐渐增加剂量，直至达到治疗剂量。给药方式可先采用斑贴或划痕以提高患者耐受力，然后再改用皮内、皮下给药，最后改为肌内、静脉给药。脱敏成功后，若中断致敏药物治疗，患者很快会回到致敏状态，需要继续使用该药治疗时，须重新脱敏治疗。

# 十

# 真 菌 过 敏

 **161.** 什么是真菌过敏？

　　真菌广泛存在于自然界中，真菌对健康的影响也由来已久，关于真菌过敏的研究可追溯到 18 世纪。由于真菌天然具有易变性，且其消长远不如花粉的季节性明显，从而真菌暴露与疾病的关系不易被确认，使得真菌过敏的研究更为复杂而且难度较大。自 20 世纪中后期，随着时代的发展、气候的变化、社会的进步，潮湿和真菌暴露越来越严重，真菌性疾病的发生有不断增加的趋势。

　　真菌种类繁多，分布广泛。据报道，世界上大约有 150 万种真菌，不论室内与室外，几乎无处不在。真菌是地球生态平衡中的一个最主要和最活泼的成员，与人类的日常生活关系密切。根据医学真菌的分类，容易引起人体过敏的真菌即致敏真菌。人与致敏真菌接触的过程就是人体对真菌产生过敏的过程。

　　与过敏性疾病联系最密切的 4 个真菌属是枝孢菌属、链格孢菌属、曲霉属和青霉属。①枝孢菌属中的多主枝孢霉与严重哮喘、慢性荨麻疹和特应性皮炎密切相关。②互格链格孢霉是链格孢菌属最常见的一种，被认为是过敏性鼻炎和哮喘等疾病的病因。③青霉多生于水果、番茄等果实的伤口处，也常见于淀粉性食物及酿酒原料，也常侵害皮革、衣物和纺织品，在土壤内、空气中及腐烂的物质上广泛存在，是外源性支气管哮喘的重要致病菌。④烟曲霉可影响呼吸道，引起侵入性感染或过敏反应，是侵袭性肺曲霉病或过敏性支气管肺曲霉病的主要原因，在哮喘和囊性纤维化的发病机制中也有影响。

 **162.** 真菌过敏如何诊断？

（1）临床病史：用于确定患者暴露于真菌的环境时是否出现症状或者症状加重。如果常在进入地下室、潮湿温暖环境或接触发霉的衣被或食物时出现症状，或是在夏、秋季节或冬季症状较重，则可能与真菌有关。但真菌的消长远不如花粉的季节性明显，这使得暴露与症状的关系不易被确认，而症状往往缺乏特异性。另外，由于真菌暴露很少单独发生，因此暴露于真菌中出现症状的病史采集有些难度。所以，阴性病史可能比阳性病史更有效。

（2）真菌特异性IgE检测：①皮肤点刺试验，需要使用真菌提取物，由于真菌本身存在天然的变异性，且它们之间存在广泛的、分类相关的交叉反应，除了链格孢菌外，它们的性能特征还有很多未知，因此缺乏高质量的真菌提取物。又因菌株差异、批次差异和来源材料的差异，真菌提取物在成分上有很大的差异，故达到标准化比较困难。②真菌特异性IgE的体外检测，体外试验有许多不同的形式，通常是依赖于特异性IgE与真菌蛋白的结合，随后使用标记抗IgE抗体进行检测。

（3）真菌特异性IgG的检测：患者血清中真菌特异性IgG的检测已被用作表明暴露的生物标志物。有研究显示，接触真菌和霉菌毒素的患者特异性IgG浓度显著高于对照组。真菌特异性IgG的存在并不一定表明敏感或有发展真菌过敏的趋势。

 **163.** 真菌过敏怎样防治？

（1）避免致敏真菌暴露：除了远离霉菌多的地方，避免接触土壤、枯叶等，还应注意室内防潮，对被潮湿和霉菌损害的建筑物进行防霉、除霉的补救也非常重要。职业性真菌过敏也不容忽视，通过改革工艺、加强劳动防护、改善工作条件等减少真菌暴露。与真菌有关的行业在招工时进行筛选，避免真菌过敏的候选者入职也是可行的措施。另外，合并真菌感染时需抗真菌药物治疗。

（2）适当的药物治疗及管理：真菌过敏的医疗管理与其他常见的空气过敏原（如花粉）相关情况推荐的治疗方法无太大差异，这些治疗包括鼻用糖皮质激素、鼻用和眼用抗组胺药以及口服抗组胺药等。

（3）过敏原特异性免疫疗法：在治疗过敏性疾病的各种方法中，过敏原特异性免疫疗法尤为重要，其是一种相对少见的治疗方法，主要因为真菌过敏原疫苗的质量与疗效和安全性密切相关，但真菌过敏原致敏蛋白组分的影响因素非常复杂，获取标准化过敏原提取物的难度较高。

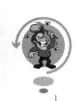

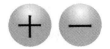

# 昆 虫 过 敏

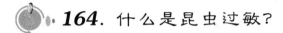

**164. 什么是昆虫过敏？**

昆虫可通过不同的途径引起过敏反应，包括叮蜇、吸入、接触和食入，如人类吸入昆虫的蜕皮、毫毛、鳞片、躯体残骸、排泄物、分泌物，食入昆虫躯体或被昆虫沾污的食物、被昆虫叮蜇等均可致敏。根据昆虫相关过敏原进入人体的途径不同，所引发的过敏性疾病临床表现也不同。

昆虫过敏反应因为与昆虫有关，所以其发生也有地区性和季节性的特点。一般在热带丛林，昆虫的数量大、品种多，引起的疾病也多而复杂；而在寒冷的北方地区，则发生率相对低。昆虫过敏反应的发生一般夏季较多，也是因为在此季节昆虫大量繁殖，活动增多，而人们衣着又较少，容易与昆虫直接接触之故。

**165. 昆虫叮蜇如何引起过敏反应？**

引起昆虫叮蜇反应的致敏物为昆虫的唾液及毒液。唾液是通过叮咬，从昆虫的口器中排放入人体的；毒液则来自昆虫的毒囊，它们位于昆虫的尾部。昆虫蜇人时，毒囊收缩，将毒液通过毒刺输入人体。有些昆虫，如蜜蜂，于蜇人后毒囊随即脱落，并作节律性收缩，通过毒刺不断输出毒液；另一些昆虫于叮蜇时一次将毒液排出，然后昆虫带毒囊离去。

决定昆虫叮蜇反应轻重的因素一般有 3 个：①毒液的性质和量；②患者的特应性；③叮蜇的部位。一般说来，蜂类叮蜇的反应较重，特应性患者的反应比较剧烈，叮蜇的部位越靠近头部，危险性越大。

蜂类蜇刺引起的反应可以是中毒反应，也可以是过敏反应。中毒反应是由于毒液的毒理作用引起的，任何人受到叮蜇都会发生同样的反应，只是轻重程度不同而已；过敏反应则只发生于特应性患者，且不同个体的反应不一。区别中毒反应和过敏反应，有时有一定困难。一般说来，反应较重，反应范围超出叮蜇部位，反应性质与一般叮蜇反应不一样的，可能属于过敏反应。

被昆虫叮蜇后，约有 90% 患者迅速发生反应，表现为局部红肿、痒、痛，并向四周扩散。重者出汗、心悸、胸闷、呼吸困难，最后血压下降、昏迷。此类反应多属 I 型过敏反应。有少数患者经多次昆虫叮蜇后，其反应性可逐渐消失，以至以后再受叮蜇时不再发生明显反应，这种情况说明叮蜇反应可能还有别的机制。

## 166. 蜂毒过敏的表现有哪些？如何处置？

蜂类蜇刺人类这一行为通常是出于自卫或保护蜂巢、蜂房，蜇刺会引起剧痛感，即使伤者并未看见具体蜇刺的昆虫本身，也会迅速意识到被蜇刺。蜂类蜇刺的伤口外观很相似，单从伤口难以区分是哪种蜂所致，但蜜蜂蜇人后常常会把带有倒钩的尾针留在伤者皮肤内并和毒液囊一起脱离，因此可以通过伤口有没有尾针作为判别蜇刺来自蜜蜂还是胡蜂的初步依据。

蜂类蜇刺多见于局部反应，即临床症状局限在蜇刺部位的邻近组织，通常轻微且短暂，但部分患者可表现为大局部反应。局部反应和大局部反应会有怎样的表现，又要如何处置呢？

典型的局部反应表现为蜂类蜇刺后数分钟内出现的疼痛、发红和肿胀，肿胀面积的直径在 5cm 以内，症状通常在数小时内消失，也有时会持续肿胀 1~2 天。除了可给予镇痛和冷敷处理外，几乎不需要采取其他治疗。

大局部反应约占 20%，是指蜂蜇局部出现持续加重的发红和肿胀，肿胀面积的直径最终超过 10cm，多在 24~48 小时达到峰值，并持续最长可达 10 天之久。大局部反应有时可伴有疲劳、恶心和全身不适。对于大局部反应患者的处置措施包括：蜇伤部位为四肢，要抬高患肢；局部冷敷，减轻不适；口服抗组胺药（如西替利嗪等）、局部外用糖皮质激素软膏，控制瘙痒；使用非甾体抗炎药来减轻疼痛感；严重时可短程口服糖皮质激素。大局部反应很少会激发细菌感染，因此无须使用抗生素治疗。如果在蜇刺后 3~5 天，蜇刺局部的发红、肿胀和疼痛出现急剧恶化，应及时就医，可能为继发感染，必要时可口服抗生素治疗。

## 167. 怎样预防昆虫叮蜇？

预防昆虫叮蜇，最主要是避免与昆虫接触，这一点对有昆虫叮蜇过敏反应史者尤为重要。这类患者应避免从事养蜂、园林、环卫等工作。应避免在暖和的晴天去公园或郊外，因鲜艳的颜色和香味可招引昆虫，故外出时不宜穿戴鲜艳的服饰和涂抹有香味的化妆品。草丛、丛林、杂物堆、屋檐下是容易藏匿昆虫的地方，应远离，更不要去翻动。

有昆虫叮蜇过敏反应史者，如必须到可能被昆虫叮蜇的地方，应做好个人防护，穿长裤、长袖衣，戴面具和口罩、手套，应用驱虫药物，携带好抢救用具，应避免一人单独前往。临行前应了解最近医疗机构的所在地，以便需要时迅速就诊。

# 十二

# 自身免疫病

**168.** 什么叫自身免疫和自身免疫病?

免疫的基本原则是认识和保护自身,识别和排斥异体。前者维护机体的稳定,后者抵抗异体的侵袭,这两者对机体的生存来说,都是不可缺少的。

当机体的免疫系统对自身组织发生了排斥反应时,就叫做自身免疫。自身免疫也是维护机体稳定的一种保护性机制,它可以清除衰老的组织(如衰老的红细胞)或发生了突变的组织细胞(如癌变细胞)。但是,当自身免疫反应过于强烈,导致组织损害,影响了正常的生理功能时,就会发生自身免疫病。

自身免疫病的本质属于过敏反应。反应的类型可属于 Ⅱ 、 Ⅲ 、 Ⅳ 型过敏反应。一种自身免疫病也可以同时牵涉到多个过敏反应类型。

免疫系统对自身的反应分为 3 个阶段,即自身识别、自身免疫和自身免疫病。①自身识别:不但是免疫调节的必要手段,也是维持免疫系统生理功能的重要因素,通过它来清除代谢过程产生的无用物质。②自身免疫:在免疫网络基本正常的情况下对暂时性的紊乱(如感染、外伤)作出反应的同时,表现出的自身反应性加强的现象。③自身免疫病:免疫网络的严重损伤所导致的不可逆的病理过程。

**169.** 自身免疫病是怎样发生的?

自身免疫病发生的机制包括以下几个方面:①抗原隐蔽;②T 细

胞旁路和免疫调节失控；③自身抗原交叉反应；④环境和遗传因素。

　　在胚胎发育的过程中，任何组织都要经过淋巴系统的识别，才能受到免疫系统的保护。位于细胞内部或与血液隔离的抗原没有机会受到淋巴系统的识别，不能产生免疫耐受性，就具有发生免疫排斥的倾向；当因种种原因（如外伤、炎症等）使这些抗原暴露于淋巴系统时，就会诱发免疫排斥反应。这类组织包括中枢神经系统、甲状腺、眼内的晶体、睾丸等。

　　B 细胞的激活需要来自 T 辅助细胞的信息。在 T 辅助细胞不活化，或 T 抑制细胞激活的情况下，B 细胞不被激活，因此不发生免疫反应。任何可以激活 T 辅助细胞，或超越 T 辅助细胞起作用的机制都可能导致 B 细胞的激活，产生抗体而引起自身免疫反应。这方面的因素包括可与身体组成成分结合的某些药物；部分降解的自身抗原；细菌、病毒和寄生物；同种移植物等。

　　药物半抗原与自身组织抗原结合，可激活药物半抗原反应性 T 细胞，这种 T 细胞可以不受自身组织耐受性 T 细胞的影响，直接刺激自身反应性 B 细胞产生自身免疫反应。T 细胞必须接受来自 B 细胞的信息以调节免疫过程，当具有产生自身抗体倾向的 B 细胞被激活时，可导致 T 细胞调节失控而发生自身免疫病。此外，许多微生物可释放细胞有丝分裂原，导致自身抗体的产生，这方面的例子有梅毒的心磷脂抗体、结核的肺自身抗体等。

　　微生物可带有与机体组织有交叉反应性的抗原。这样，在某些微生物感染时，机体在排斥微生物的同时，也损害了具有交叉抗原性的自身组织。这方面的例子有链球菌感染后的风湿热和肾小球肾炎、大肠杆菌 Q14 导致的结肠自身免疫病等。

　　有研究发现 T 细胞必须同时识别外来抗原与自身组织相容性抗原，才能发生免疫杀灭作用。这种双重识别的理论可能解释了自身免疫病明显的遗传倾向以及它们与性别（女性多发）、妊娠和某些病的年龄因素的关系。

### 170. 自身免疫病的分类和基本特征是怎样的？

自身免疫病分为器官特异性和全身性自身免疫病（表12-1）。器官特异性自身免疫病是指患者的病变一般局限于某一特定的器官，由针对特定器官的靶抗原的自身免疫反应引起。此外，某些自身抗体可通过对靶器官的正常功能过度刺激或抑制而引发器官特异性功能异常型自身免疫病。全身性自身免疫病又称为系统性自身免疫病，由针对多种器官和组织的靶抗原的自身免疫反应引起，患者的病变可见于多种器官和组织，病变分布广泛，如皮肤、肾脏和关节等均发生病变，表现出各种相关临床体征和症状。

表 12-1　常见的自身免疫病

| 发病范围 | 疾病 | 主要表现 |
| --- | --- | --- |
| 器官特异性 | 自身免疫性溶血性贫血 | 贫血 |
| | 自身免疫性血小板减少性紫癜 | 异常出血 |
| | 肺出血-肾炎综合征 | 肾小球肾炎、肺出血 |
| | 弥漫性甲状腺肿 | 甲状腺功能亢进 |
| | 桥本甲状腺炎 | 甲状腺功能减退 |
| | 低血糖 | 低血糖 |
| | 胰岛素抗性糖尿病 | 高血糖、酮症酸中毒 |
| | 胰岛素依赖性糖尿病 | 高血糖 |
| | 重症肌无力 | 进行性肌无力 |
| | 寻常性天疱疮 | 水疱 |
| | 恶性贫血 | 贫血 |
| | 风湿热 | 关节炎、心肌炎、心瓣膜瘢痕 |
| | 不孕症 | 不孕 |

续 表

| 发病范围 | 疾病 | 主要表现 |
|---|---|---|
| 全身性 | 强直性脊柱炎 | 脊柱骨损坏 |
| | 冷球蛋白血症 | 系统性血管炎 |
| | 类风湿关节炎 | 关节炎、损伤 |
| | 系统性红斑狼疮 | 肾小球肾炎、血管炎、红斑 |
| | 多发性硬化症 | 神经系统症状 |

自身免疫病有下述基本特征。

（1）患者体内可检测到高效价的自身抗体和/或自身反应性 T 细胞。

（2）自身抗体和/或自身反应性 T 细胞介导对自身细胞或自身成分的免疫应答，造成组织细胞损伤或功能障碍；病情转归与自身免疫应答的强度相关；应用免疫抑制剂治疗有效。

（3）通过血清或淋巴细胞转输可以被动转移疾病，应用自身抗原或自身抗体可在动物复制出具有相似病理变化的自身免疫病模型。

（4）疾病的发生有一定的遗传倾向，且与性别和年龄相关（女性、老年多见）。

 **171.** 自身免疫病从哪些方面诊断？

自身免疫病的诊断可包括以下四方面。

（1）病史：自身免疫病常由特殊的"扳机"刺激诱发。有些患者平素身体健康，由于某一特殊"扳机"刺激而突然发病。这种刺激可以是感染、创伤、药物治疗、辐射、妊娠等，有时甚至可以是精神刺激。老年、女性、免疫功能异常、遗传都是危险因素。

临床自身免疫病常有一些特征，可作为诊断的参考，这些特征是：遗传类型和家族发病史，高丙种球蛋白血症史；全身反应如发热、体重下降、全身状况低下，病情迁延、顽固；常伴有内脏特别是肾、肺、肝的损害。

（2）体格检查：不同的自身免疫病有不同的体征。多数自身免疫病都是通过病史和体格检查所提示的病变部位，通过自身免疫病的有关检查才确诊的。

（3）免疫学检查：是自身免疫病诊断的一个重要部分。Ⅲ型过敏反应的基本病理改变是免疫复合物形成和血管炎。免疫复合物是由自身抗原和自身抗体结合形成的，所以自身抗体的检测是Ⅲ型自身免疫病的重要检测手段。不同器官和不同类型的自身免疫病各有其特异的自身抗体，如抗甲状腺抗体、抗心肌抗体、抗链球菌溶血素抗体、类风湿因子等；又由于多数自身免疫病都有抗核抗体效价增高，故抗核抗体检测又常作为一项筛选检测项目。Ⅱ型过敏反应也有相应的特异性抗体，但临床较少检测。

Ⅱ、Ⅲ型过敏反应都要消耗补体，在病情活动期，补体水平常下降，所以补体的检测也可帮助诊断。

（4）活体组织检查：自身抗体的检查不是诊断的决定性依据，因为它的水平随年龄和不同的疾病而变化。例如，自身抗体、类风湿因子等在老年健康人群中也有一定比例的阳性反应；检出免疫复合物并不等于有免疫复合物病，只有免疫复合物沉积形成血管炎才是Ⅲ型过敏反应诊断的依据。同样，补体水平的变化也只能作为参考，因为它受许多因素影响，而且补体被消耗后可以很快补充，所以无论补体水平下降或正常，也不是诊断的绝对依据。正是因为这些原因，所以自身免疫病的确诊常要依靠活体组织检查。

## 172. 什么叫粒细胞减少症，怎样治疗？

血中粒细胞数减少称为粒细胞减少症。如果粒细胞近乎消失，就称为粒细胞缺乏症。

粒细胞是血液白细胞的重要成分，其中的中性粒细胞所占比例又最大，所以白细胞减少几乎总是由于中性粒细胞减少。中性粒细胞是抵御感染的主要白细胞，所以粒细胞缺乏症最严重的后果就是导致严重的感染。

粒细胞的减少可以是由于骨髓产生粒细胞的功能发生了障碍，也可能是由于粒细胞的破坏加速。由过敏反应原因形成的粒细胞缺乏症几乎都是由于粒细胞的破坏加速。其他可能引起粒细胞缺乏的常见原因有：免疫抑制剂对骨髓造血系统的抑制、放射线照射和白细胞抗体的形成等。

药物是引起粒细胞缺乏的常见原因，它可通过毒性作用抑制白细胞的生成，或通过过敏反应导致白细胞的破坏。容易引起粒细胞减少的药物有苯、氨基比林、磺胺类、砷剂、硫脲嘧啶、氮芥、氯霉素、放射性物质等，它们通过不同的机制引起粒细胞减少。有些患者用药量极小，却引起了严重的粒细胞减少；也有的患者初次用药时未发生反应，而再次用药时则引起了严重反应。这些反应的发生更像是由于过敏反应的机制所致。它们的作用也不尽相同，有的只破坏白细胞，偶尔影响红细胞和血小板；而如苯和它的衍生物，则对白细胞、红细胞和血小板都有影响。多数患者在停用有关药物后，白细胞数即缓慢上升，少数则继续发展，并因此引起严重的难以控制的感染。

由药物或化学物质引起的粒细胞减少一般在接触后 1~2 周至数月发病。如果是第二次应用同一药物，则可立即发病。患者初有高热，全身无力，随即出现粒细胞减少的征象；如果病情进一步发展，中性粒细胞可以接近消失，在牙龈、扁桃体、咽喉、阴道、直肠等处可发生溃疡，而周围组织几乎没有通常炎症部位所有的红肿现象。

粒细胞减少症的治疗中最重要的措施是：立即停用有关药物或化学品，早期合理的抗感染治疗和输血。肾上腺皮质激素的应用有时可迅速使粒细胞数上升，患者全身情况明显改善。但是皮质激素也可使感染扩散，使感染加重。所以是否该应用皮质激素，以及怎样应用，都要根据具体情况而定。

## *173.* 自身免疫病的治疗原则是怎样的？

自身免疫病是免疫耐受异常所引起的对自身抗原的免疫应答，因此，免疫治疗策略是去除引起免疫耐受异常的因素；抑制自身免疫应答；重建对自身抗原的特异性免疫耐受。

（1）去除引起免疫耐受异常的因素：①预防和控制微生物感染，多种微生物可诱发自身免疫病。采用疫苗和抗生素控制微生物的感染，尤其是微生物持续性感染，可降低某些自身免疫病的发生率。②谨慎使用药物，对能引发自身免疫病的药物要谨慎使用，如能够引起溶血性贫血的青霉素、头孢菌素等，这些小分子药物可吸附到红细胞表面，使其获得免疫原性，刺激机体产生抗体，引起自身免疫病。

（2）抑制对自身抗原的免疫应答：①应用免疫抑制剂，免疫抑制剂是目前治疗自身免疫病的有效药物。一些真菌代谢物如环孢素和他克莫司均能抑制 IL-2 等基因活化，进而抑制 T 细胞分化和增殖，对多种自身免疫病有明显的临床疗效。皮质激素可通过抑制炎症反应减轻自身免疫病的症状。②应用抗细胞因子及其受体的抗体或阻断剂，如应用 TNF-α 单抗治疗类风湿关节炎；可溶性 TNF 受体/Fe 融合蛋白和 IL-1 受体拮抗蛋白治疗类风湿关节炎。③应用抗免疫细胞表面分子抗体：用抗体阻断相应免疫细胞的活化，或清除自身反应性 T、B 细胞克隆，可抑制自身免疫应答。④应用单价抗原或表位肽自身抗原的单价抗原或表位肽可特异性结合自身抗体，封闭抗体的抗原结合部位，达到阻断自身抗体与自身细胞结合的目的。

（3）重建对自身抗原的免疫耐受：治疗自身免疫病的理想方法是重新建立自身抗原的特异性免疫耐受，但由于免疫耐受的机制及免疫耐受异常的诱因还不清楚，目前的临床应用仍不理想。①通过口服自身抗原诱导免疫耐受：口服自身抗原有助于诱导肠相关淋巴组织产生对自身抗原的免疫耐受，抑制自身免疫病的发生。如临床尝试以口服重组胰岛素的方法，预防和治疗糖尿病；以口服Ⅱ型胶原的方法，预防和治疗类风湿关节炎。②通过模拟胸腺阴性选择诱导免疫耐受：胸腺基质细胞表达的自身组织特异性抗原是胸腺阴性选择中诱导自身反应性T细胞凋亡的关键分子。已尝试通过DC表达自身组织特异性抗原，模拟阴性选择清除自身反应性T细胞。

（4）其他：脾是清除包被自身抗体的红细胞、血小板或中性粒细胞的主要场所。因此，脾切除是治疗自身免疫性溶血性贫血、自身免疫性血小板减少性紫癜和自身免疫性中性粒细胞减少症的一种疗法。补充维生素 $B_{12}$ 可治疗由抗内因子自身抗体引起的恶性贫血。

# 十三

# 儿 童 过 敏

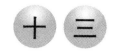

## 174. 儿童过敏后的表现有哪些?

儿童过敏是儿童的免疫系统对外来物质的异常反应过程,会随着时间不断变化。过敏主要影响孩子的三大系统:皮肤、消化系统和呼吸系统。皮肤主要表现为瘙痒、红斑、风团样皮疹或急性血管神经性水肿。消化系统表现为恶心、呕吐、腹泻、大便带血或黏液。呼吸系统表现为鼻痒、打喷嚏、流涕或鼻塞、咳嗽、胸闷、喘息等。

## 175. 儿童支气管哮喘是怎么回事?

儿童患哮喘的确切原因不十分明确,但可确定的是与遗传因素密切相关,而环境因素既是哮喘的发生因素,也是哮喘发作的诱因。一般来讲,儿童春季发作哮喘,可能与吸入花粉有关;秋季发作哮喘,可能与真菌孢子有关;冬季发作哮喘,如果伴有发热,可能与呼吸系统感染有关;持续常年发作哮喘,可能与体内感染灶有关,如鼻窦炎、慢性扁桃体炎,也可能与长期密切接触尘螨等有关。

哮喘的首发症状大部分在 1 岁以前,很多孩子在 6~9 月龄的时候会发生毛细支气管炎或者喘息性肺炎。支气管哮喘的特点就是反复发作,如果孩子在 3 岁之前支管炎超过 2 次,或者不发热的肺炎超过 2 次,就要考虑其是否患有支气管哮喘。

儿童哮喘是否能得到根本控制,关键在于是否能有效预防。一般家庭预防中最重要的就是寻找过敏原，从孩子的生活环境中消除过敏原。常见的过敏原及预防办法：避开外界空气中的花粉或真菌的孢子；避开居室尘螨及蟑螂；避开各种烟雾及刺激性气体；婴幼儿的哮喘发作往往与呼吸系统感染有关。因此，预防感冒和控制呼吸系统感染也是预防哮喘发作的重要前提。

## 176. 儿童过敏性鼻炎怎么办？

患过敏性鼻炎的孩子多在早晨刚睡醒时打喷嚏，连续、多于3个，鼻塞的严重程度会随着体位而变化。鼻子发痒是儿童过敏性鼻炎最具特征性的表现。孩子会不断用手指或手掌揉搓鼻子，还有不少孩子因为鼻痒而做出歪口、耸肩等奇怪的动作。鼻涕一般是清水样的，但有时因为鼻子堵或感染而鼻涕稠。有的孩子眼下有灰蓝色的环形暗影或褶皱。

药物只是针对过敏性鼻炎导致的症状，而不能解决导致过敏性鼻炎的原因。因此，首先应寻找并确认孩子对什么过敏，是鸡蛋过敏、牛奶过敏，还是其他过敏。如果家长想不到过敏原因，就需进行一些特殊的检测，比如抽血检查、皮肤测试，或者其他一些特殊干预，看孩子有没有什么反应，通过激发试验做出最终判断。

如果孩子被诊断为过敏性鼻炎，不去积极地寻找原因，只是暂时用药物解除症状，但过一段时间后症状还是会出现，而且会越来越重，就会由过敏性鼻炎发展为支气管哮喘。

儿童过敏性鼻炎治疗包括：环境控制、药物治疗和免疫治疗。首要目的是控制症状而不是改变儿童的正常功能。其次要防治过敏性鼻炎后遗症的出现。①控制环境：避免接触过敏原是治疗过敏性鼻炎的有效手段，如对花粉过敏，尽量减少花粉季节户外活动；对猫、狗毛过敏，避免接触猫狗。②口服抗组胺药：常用的是第二代抗组胺药，如氯雷他定、西替利嗪、依巴斯汀等。鼻喷激素对缓解鼻塞、流涕、鼻痒和打喷嚏症状效果明显。鼻减充血剂建议使用不超过 1 周。

## 177. 儿童过敏性喉水肿是怎么回事？

过敏性喉水肿又称过敏反应性喉水肿，是发生在喉部黏膜的血管神经性水肿，属于上呼吸道速发型过敏反应。婴幼儿发生率较高、发病急、进展快，为临床最为凶险的急症之一。其可在数分钟内发展为喉阻塞，甚至窒息死亡。对本病患儿必须高度重视，密切观察，以最快的速度做出判断，争分夺秒、及时救治。

临床上通常根据患者的病史、症状、体征及实验室检查等作出过敏反应性喉水肿的诊断。过敏反应性喉水肿往往来势迅猛、发展迅速，很快出现吸气性喉喘鸣、呼吸困难、喉梗阻。部分患儿可伴有恶心、呕吐。重者可因通气障碍表现为口周发绀、烦躁不安、不能平卧，甚至出冷汗、面色苍白、四肢发凉、脉搏细速、严重酸中毒。如抢救不及时，患儿可迅速昏迷、死亡。

过敏性喉水肿的治疗包括紧急救治（肾上腺素、麻黄素、气管切开或气管插管辅助呼吸等）、综合治疗（肾上腺皮质激素、抗组胺药、肥大细胞稳定剂等）、病因治疗（脱离过敏原或停用致敏药物、脱敏治疗等）。

## 178. 婴幼儿湿疹要注意什么？

（1）药物应用：不是任何时候都可以把所有标有治疗湿疹的霜或膏给孩子使用。不同程度的湿疹使用的药物有所不同。如果皮肤有裂口、渗出，有些药物成分就会经破溃的皮肤进入血液，加重或引起新的过敏。当孩子湿疹出现了皮肤破溃，在受损的皮肤上只能使用激素和抗生素，促使破损尽快恢复，否则会出现皮肤感染，导致顽固性湿疹。当皮肤裂口愈合后，表面变光滑了，但还有红、痒等表现时，才能涂抹其他的外用药物。

（2）日常生活：常常有家长会问孩子患有湿疹能不能洗澡，湿疹的孩子可以洗澡，但是不能太频繁，一周 1~2 次为宜。夏季可适当增加洗澡次数，但也应保持皮肤干燥，不可让孩子长时间泡在水里。湿疹孩子洗澡时，应用弱酸性、无刺激的婴幼儿沐浴液，切不可用碱性皂液清洗。如果使用沐浴液之后湿疹扩散，就停止使用。在进行擦洗时，要特别注意清洗皮肤的皱褶处，湿疹皮损处勿用水洗。洗完后，抹干孩子身上的水分，再涂上药膏。不建议涂爽身粉。

（3）疫苗接种：如果湿疹严重，可先通过药物治疗湿疹，待湿疹好转后再进行疫苗接种。

## 179. 儿童荨麻疹怎么应对？

荨麻疹是儿童常见的过敏性皮肤病，是由皮肤、黏膜小血管扩张和通透性增加而导致的一种局限性水肿反应，临床主要表现为大小不等的风团、红斑，多伴有瘙痒，少数患者可合并血管性水肿。荨麻疹的病因比较复杂，急性荨麻疹常可找到病因，但慢性荨麻疹的病因多难以明确。儿童急性荨麻疹的病因以感染和食物为主，儿童慢性荨麻疹溯因以物理因素和食物因素为主。

对于预防或治疗荨麻疹，明确诱因是关键。儿童荨麻疹较容易查找原因，病程短，因此与成人相比，用药简单，治疗时间短，容易防治。治疗原则为去除病因、抗过敏和对症治疗。对病因明确或可疑的荨麻疹患者要进行病因治疗，尽量避免诱发物质的吸入、接触和食入。对于无法避免的过敏原，可以采取脱敏或预防性服药的方式来减缓症状。药物治疗只是为了缓解荨麻疹带来的不适与急性变化，但这只能解决一时的问题，并不能消除引起荨麻疹的原因。若过敏原找不到，荨麻疹还会反复出现。因此，寻找过敏原，及时有效地回避过敏原是治疗过敏的第一步。如果明确为细菌、真菌或寄生虫感染所致，可针对性抗细菌、抗真菌和驱虫治疗。选用抗生素时一定要询问患儿药物过敏史。避免如冷、热、日光等一系列物理因素，可有效预防物理性荨麻疹的发生。

## 180. 儿童食物过敏反应有什么特点？

儿童很容易发生食物过敏反应，特别是婴儿，因为婴儿接触得最早和最多的就是食物，而他们的肠黏膜屏障作用又不够成熟，使未经充分消化的食物大分子抗原容易通过肠道进入体内。此外，还存在宫内致敏的可能性，即母体的食物特异性 IgE 在妊娠期间意外地通过胎盘到达胎儿体内，使胎儿尚未出生即已被致敏，或母体的大分子食物抗原通过胎盘使胎儿致敏，致新生儿一出生，首次接触有关食物即出现过敏反应症状。不过这种宫内致敏的情况十分少见，一般致敏都是通过食入发生的。

最容易引起儿童食物过敏反应的食物有乳类、蛋类、大豆、花生、坚果等。最常发生反应的器官是消化系统和皮肤。消化系统的症状常表现为消化不良、呕吐、腹痛、腹泻；皮肤的表现以荨麻疹、湿疹、血管性水肿等为多见。不同部位的皮肤，其敏感性不全相同。面部，特别是眼周、唇周的皮肤更敏感些，是常发生接触性荨麻疹的部位。有些儿童对所敏感的食物有拒食的表现，因为致敏食物在接触到唇及口腔黏膜时即可诱发接触性荨麻疹，引起不适之故。食物过敏反应也可引起小儿鼻炎和哮喘。

牛奶是引起儿童食物过敏反应最常见的原因。牛奶富含多种蛋白质，营养丰富，是婴幼儿最早添加的外源食物，因此牛奶蛋白过敏多发生在婴幼儿阶段，儿童的牛奶过敏发生率为 0.3%～7.5%。牛奶引起的儿童皮肤反应为湿疹；引起的消化系统过敏反应包括急性肠胃型和慢性肠胃型。急性胃肠型多见于 3 月龄以内的婴儿，表现为严重水泻、呕吐，甚至引起水和电解质平衡紊乱，重者可致死亡；慢性胃肠型常为 6 月龄以上的较大婴儿，腹泻较轻，呈间歇性，由于病程长，可致营养不良、水肿、贫血及生长发育障碍。婴儿食物过敏反应随着年龄的增长，一般会逐渐减轻，但也有少数到成年期其敏感性仍不消失。

详尽的病史可提供致敏食物的线索，从而避免食用，可使过敏反应症状不再发生。但儿童正处于生长发育期，不加选择地长期让患儿避免进食多种食物必将影响其生长发育，也无必要。因为多数儿童的敏感食物不会很多，而且多数在 6 月龄后其敏感性逐渐减弱，所以只应该避免确实敏感的食物，如果通过病史不能确定敏感的食物，可通过排除试验来证实，但时间也不宜过长，以 1～2 周为宜，以免影响小儿营养。

母乳喂养是防止婴儿发生对牛奶的过敏反应的有效措施。如果母乳喂养的是一个容易发生食物过敏反应的婴儿，则母亲的膳食也应适当调整，避免进食婴儿敏感的食物。

## 181. 食物过敏儿童是否需要避食和饮食替代？

合理饮食回避是食物过敏治疗最主要的方法，应避免明确过敏的食物。母乳喂养婴儿，目前需有针对性地避食婴儿过敏食物，长期进行饮食回避的食物过敏患儿应进行营养咨询。在专科医师和营养师的指导下进行饮食替代，保证营养素的摄入，并定期监测儿童的生长情况。

## 182. 什么是小儿过敏性胃肠炎，如何诊治？

小儿过敏性胃肠炎，实际上就是由于孩子进食了某种致敏食物或食品添加剂等引起的食物过敏反应或消化系统过敏反应。

小儿过敏性胃肠炎具有多样性和非特异性，医生会根据孩子的详细病史、皮肤试验结合临床症状判定。首先，要将孩子因为食物过敏引起的症状与非过敏性反应所引起的消化系统和全身性疾病相区别，如各种原因引起的消化不良、细菌性胃肠炎等。其次，进行相应部位的针对性检查，必要时可采取 B 超等检查手段。若确定为食物诱发的过敏症状，应排除可疑食物 1～2 周，严重时应排除可疑食物 12 周以上。

小儿过敏性胃肠炎的治疗主要包括以下两方面。

（1）避开过敏原：①避免接触过敏原是最有效的防治手段。一旦确定，应严格避免进食。②"避"应有的放矢，如鸡蛋，应避食蛋清，可食蛋黄部分。此外，烹调或加热会使大多数食物的致敏性消失。

（2）药物抗过敏：①听取医生建议，合理用药。②必要的时候，不要排斥使用激素类药物。

## 183. 什么是儿童乳糜泻？

乳糜泻又称脂泻病、麦胶性肠病、非热带性脂肪泻等，是一种遗传性易感个体因摄入含麸质的谷物（小麦、大麦和燕麦）及其制品而发生的慢性小肠吸收不良综合征。其可引起多种营养物质吸收障碍，伴有多种全身表现。乳糜泻影响着世界上约 1% 人口的健康，并呈增长趋势。以前认为乳糜泻是一种相当少见的疾病，近年随着认识的加深和检查手段的更新，乳糜泻的患病率明显升高，目前全球患病率为 0.3%～3.0%。

乳糜泻典型表现为腹泻和体重减轻，但近阶段出现以隐性疾病为特征，伴有或不伴有肠道症状的病例报道。典型的乳糜泻患者大便含脂肪量多而呈白色并发亮，因存在未消化的糖，经发酵后使大便带泡沫，大便总量增加，但排便次数不一定增加，经去麸质饮食治疗后临床症状可获改善。

乳糜泻的典型表现在年幼的儿童中更常见，婴幼儿最早在 6 个月就可出现症状，主要为胃肠道症状和吸收不良（慢性腹泻、腹痛、腹胀、生长停滞或体重减轻），也可出现嗜睡、易激惹等精神症状。青少年可表现为矮小、缺铁性贫血等，还可合并周围神经疾病、共济失调及癫痫等神经系统疾病。儿童乳糜泻患者发生周围神经病变、癫痫发作、共济失调和认知功能受损的患病率较成人乳糜泻患者高。还可以发生疱疹性皮炎，通常是对称的，且水疱疹具有强烈的瘙痒感。

认为乳糜泻与免疫反应有关的最早证据是它对皮质类固醇治疗的良好反应和在患者血清中发现抗麸质和牛乳蛋白的抗体。后又发现患者有一些其他免疫异常。在十二指肠液中曾发现抗麸质抗体，这种抗体在其他疾病也可发现，但在乳糜泻患者中的发现率最高。乳糜泻患者在症状缓解时抗体消失，而当用麸质激发时则抗体又出现。曾证明麸质可与乳糜泻患者的肠上皮细胞结合，但不能与健康人的肠上皮细胞结合。乳糜泻患者有属于一种特殊遗传表型的倾向，这个发现支持乳糜泻可能与特殊的免疫反应相关的观点。

英国科学家研究发现，母乳喂养有助于预防乳糜泻的发生。研究人员通过对多项有关研究进行回顾后发现，婴儿接受母乳喂养的时间越长，其发生乳糜泻的危险就越低。不过，目前还不能确定，是母乳喂养延迟了乳糜泻症状的产生，还是能永久性地预防这种疾病的发生。

乳糜泻是终身性疾病，去麸质饮食是最基本而必需的预防措施。麸质摄入很广泛，即使少量麸质也会导致乳糜泻复发，不利于缓解。患者应由营养医师指导饮食，肠黏膜活检或检查抗体效价复查病情，并及时补充铁、叶酸等，以及钙、镁等微量元素。去麸质饮食可缓解患者症状、改善预后，但有少数患者可死于该病，主要是初发时病情严重的成年患者、难治性乳糜泻患者和合并肠淋巴瘤的患者。目前，对去麸质饮食是否能减少这一危险性尚不清楚。

## 184. 如何辨别孩子是紫外线过敏还是晒伤？

盛夏外出归来后，觉得被阳光照到的部位有瘙痒感，而且瘙痒感在短时间并没有消退下去。皮肤在阳光下接受照射的时间越长瘙痒感就越严重，持续时间可达 24~48 小时，甚至更长时间。如果孩子有这样的情况，就有可能是紫外线过敏了。

紫外线过敏是指皮肤受到紫外线的照射，使被照射皮肤出现红、热、灼、痛现象的过程，也就是通常所说的光敏，这是由于人体内有少量光感物质，这些物质经紫外线照射后会刺激免疫系统发生异常过敏反应，表现为被太阳照射的皮肤部位出现红疹、丘疹、风团或者水疱等过敏反应典型特征。

而晒伤只是简单的脱皮和灼痛，且晒伤多是经受强烈的暴晒后 3~4 天开始出现脱皮现象，并且出现该现象后 1 周内，皮肤就会恢复原样，而且没有不适的感觉。

如果判断出孩子是紫外线过敏，且症状较重，最好去医院就诊。主要采用局部外用药物疗法，以消炎、安抚、镇痛为原则，可以外搽炉甘石洗剂。有全身症状的孩子可以口服少量镇静剂和抗组胺药，并给补液或其他对症处理。尤为重要的是防止再次暴晒。如果孩子有慢性日光性皮炎，可以外用激素类软膏和霜剂。由于孩子皮肤娇嫩，选用口服或外用药物时一定要在医生的指导下进行。

## 185. 什么是儿童药物过敏反应？如何治疗？

药物导致的过敏反应症状与普通的过敏反应不同，常常表现为皮肤潮红、瘙痒、皮疹、心悸或呼吸困难，严重者可出现休克而危及生命。

临床上主要从 3 个方面来判断儿童是否有药物过敏：①药物导致

的过敏反应一定有用药史。在临床治疗中抗生素类药物、磺胺类药物、镇静类药物以及部分中药都可能会引起过敏体质小儿发生过敏反应。②若在使用新药物4～20天内发生了皮肤发红、瘙痒、皮疹等症状，则要先考虑是否为药物过敏。③药物过敏最先表现的症状是出现皮疹，并伴随着严重的瘙痒，皮疹可分布于全身，大多数呈对称分布，且皮疹发红，有时可能还伴有黏膜损害。停用药物后，皮疹会逐渐消退。

　　儿童发生过敏一旦确定是药物引起的，要立即停药。症状轻微的过敏反应，如皮肤潮红、皮疹、瘙痒、哭闹等，可口服抗过敏药。如果出现面色苍白、呼吸不畅、出冷汗，要立即送医院治疗，注意保持呼吸通畅，清除口鼻内分泌物。

# 参 考 文 献

[1] 顾瑞金. 协和医生答疑丛书：过敏性疾病 140 个怎么办（变态性疾病）［M］. 2 版. 北京：中国协和医科大学出版社，2009.

[2] 曹雪涛. 医学免疫学［M］. 9 版. 北京：人民卫生出版社，2018.

[3] 顾瑞金. 过敏反应科主治医生 525 问［M］. 2 版. 北京：中国协和医科大学出版社，2008.

[4] 刘光辉，孙宝清. 常见过敏性疾病诊疗新进展［M］. 北京：中国医药科技出版社，2022.

[5] 何韶衡，谢华，魏庆宇. 临床过敏疾病学［M］. 北京：科学出版社，2022.

[6] 郑轶武. 过敏原及过敏性疾病研究进展［M］. 广州：广东科技出版社，2020.

[7] 尹佳，王良录. 过敏医生说［M］. 北京：中国协和医科大学出版社，2022.

[8] 王洪田，马琳，王成硕，等. 过敏原皮肤点刺试验的专家共识［J］. 北京医学，2020，42（10）：1-20.

[9] 中国医师协会过敏反应医师分会，福棠儿童医学发展研究中心，北京医师协会过敏反应专科医师分会. 过敏原特异性 IgE 检测结果临床解读中国专家共识［J］. 中华预防医学杂志，2022，56（6）：707-725.

[10] 李椿莹，黄海云，刘晓佳，等. 蒿属花粉变应原特征及相关花粉症的研究进展［J］. 中华预防医学杂志，2022，56（6）：748-754.

[11] 中华医学会过敏反应分会呼吸过敏学组（筹），中华医学会呼吸病学分会哮喘学组. 中国过敏性哮喘诊治指南（第一版，2019 年）［J］. 中华内科杂志，2019，58（9）：636-655.

[12] 中华医学会呼吸病学分会哮喘学组. 支气管哮喘防治指南（2020 年版）［J］. 中华结核和呼吸杂志，2020，43（12）：1023-1048.

[13] 中国老年医学学会呼吸病学分会哮喘学术工作委员会. 老年人支气管哮喘诊断与

管理中国专家共识［J］. 中华医学杂志，2020，100（38）：2970-2981.

［14］林耀广. 哮喘治疗与健身216个怎么办［M］. 北京：中国协和医科大学出版社，2010.

［15］周薇，赵京，车会莲，等. 中国儿童食物过敏循证指南［J］. 中华实用儿科临床杂志，2022，37（8）：572-583.

［16］中华医师协会皮肤科医师分会过敏性疾病专业委员会. 斑贴试验临床应用专家共识（2020修订版）［J］. 中华皮肤科杂志，2020（4）：239-243.

［17］王平，邵池，黄慧，等. 成人过敏性肺炎诊断临床实践指南摘译［J］. 中华结核和呼吸杂志，2020，43（10）：896-899.

［18］中华医学会呼吸病学分会哮喘学组. 应性支气管肺曲霉病诊治专家共识（2022年修订版）［J］. 中华结核和呼吸杂志，2022，45（12）：1169-1179.

［19］中国医师协会过敏反应医师分会，中国医师协会儿科医师分会耳鼻咽喉专业委员会，中国人体健康科技促进会儿童过敏反应分会. 儿童过敏性鼻炎阶梯治疗中国专家共识［J］. 中华预防医学杂志，2022，56（9）：1182-1189.

［20］中华儿科杂志编辑委员会，中华医学会儿科学分会. 儿童过敏性疾病诊断及治疗专家共识［J］. 中华儿科杂志，2019，57（3）：164-171.

［21］北京医学会过敏过敏反应学分会. 过敏性疾病诊治和预防专家共识（Ⅰ）［J］. 中华预防医学杂志，2022，56（10）：1387-1394.

［22］何善财，许元腾. 阿司匹林加重呼吸道疾病诊治进展［J］. 中华耳鼻咽喉头颈外科杂志，2020，55（11）：1091-1094.

［23］中华预防医学会过敏病预防与控制专业委员会预防食物药物过敏学组. 药物过敏诊断和预防方案中国专家共识［J］. 中华预防医学杂志，2022，56（6）：682-706.

［24］中华预防医学会过敏病预防与控制专业委员会预防食物药物过敏学组. 药物激发试验专家共识［J］. 中华预防医学杂志，2020，54（10）：1060-1068.